Rainer Güllich

Begegnungen

Geschichten aus der Psychiatrie

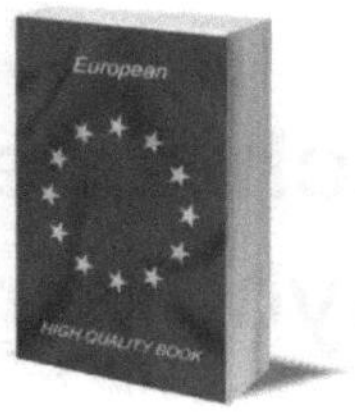

Impressum:

www.karinaverlag.at
Text ©: Rainer Güllich
Lektorat: Irmgard Wölbling
Layout, Textüberarbeitung © Karin Pfolz
Covergestaltung © Detlef Klewer,
© 2016, Karina Verlag, Vienna, Austria,
ISBN: 978-3-903161-28-3

Rainer Güllich

Begegnungen

Geschichten aus der Psychiatrie

Inhaltsverzeichnis

Die Visite

Punkt neun Uhr begann die Chefarztvisite. Oberarzt, zwei Stationsärzte, Psychologin, Sozialarbeiter, Stationsschwester und ich – der Ergotherapeut. Eine gute Besetzung.
Wie mir schon oft von Patienten berichtet wurde, ließen sie sich durch die Visitensituation einschüchtern: Man sitzt auf dem Bett, sieben bis neun Leute stehen im Halbkreis vor dir herum und begutachteten dich. Keine angenehme Angelegenheit, schon gar nicht, wenn man auch noch an einer psychischen Erkrankung leidet.
Die Stimmung unter dem Personal erwies sich als gut, denn Chefarzt Doktor Brenner, ein kompetenter, erfahrener Psychiater, zeigte sich meist locker – man schloss sich dem Pulk also an. Es herrschte auch in dieser Hinsicht eine klare Hierarchie: Zeigte der Chef gute Laune, bewiesen alle gute Laune. Das war einfach so. Damit fuhr man auch am Besten.
So auch heute. Der Großteil der Visiten lag schon hinter uns. Alles wie immer: Einige Patienten klagten, andere glaubten sich auf dem Weg der Besserung, einige freuten sich sogar, nämlich auf die bevorstehende Entlassung.
Im letzten Zimmer lagen Frau Metzger und Frau Schneyder – beide wegen Depressionen aufgenommen. Frau Metzger befand sich schon etwas

länger in der Klinik und ihr ging es inzwischen besser.
Bei Frau Schneyder handelte es sich um eine Russlanddeutsche, die vor ungefähr einem Jahr mit ihrem Sohn und dessen Familie nach Deutschland übersiedelte. Sie sprach zwar kaum Deutsch, aber so weit mir bekannt war, konnte sie es leidlich verstehen. Bislang bot sich mir noch nicht die Gelegenheit richtigen Kontakt zu ihr herzustellen. Sie war erst seit einer Woche da und das Angebot der Werktherapie hatte sie abgelehnt. Ich hatte das zunächst einmal akzeptiert, denn am Wahrnehmungs- und Gedächtnistraining nahm sie teil, konnte sich jedoch aufgrund ihrer mangelnden Deutschkenntnisse nicht gut beteiligen.
Das war nichts Außergewöhnliches. Es kamen schon oft Patienten in die Therapie, mit denen die Kommunikation sich infolge von Sprachproblemen schwierig gestaltete. In diesen Fällen bewährte sich die Werktherapie, weil die Teilnehmer dort nonverbal kommunizieren konnten. Schlecht sah es allerdings dann aus, wenn sie genau dieses Angebot ablehnten.
Das Einzige, was ich von Frau Schneyder mit Sicherheit wusste: Die Schreibweise ihres Namens. Schneider mit Ypsilon betonte sie immer wieder. Vielleicht gab ihr das die Identifikation, die sie in einem für sie wohl sehr fremden Land benötigte.

Denn ich nahm an, dass sie unter der Entwurzelung litt, die sie durch den Umzug mit ihrer Familie in ein fremdes Land erlebt hatte.

Als wir nun während unseres Rundgangs das Zimmer betraten, erblickte ich auch als erstes Frau Schneyder, die – groß und kräftig – auf ihrem Bett saß, sich hin und her wiegte und in einer Art Singsang wiederholte: „Es muss heraus, es muss heraus ..."

Doktor Brenner trat auf sie zu. „Lassen Sie's nur raus", ermunterte er lächelnd.

Frau Schneider stellte ihre wiegenden Bewegungen ein, würgte ... und ein Schwall Erbrochenes klatschte auf die Füße des Chefarztes. Ganz der Situation Herr trat er einen kleinen Schritt zurück und kommentierte: „Aha, nicht die Psyche, endlich mal was Materielles."

Dieses Erlebnis schien das Eis für Frau Schneyder gebrochen zu haben. Sie kam am gleichen Nachmittag in die Werkgruppe und begann mit einer Arbeit an einem Stäbchenweber, einem einfachen Gerät zum Weben. Ich erließ ihr die Teilnahme am Wahrnehmungs- und Gedächtnistraining, denn sie half in dieser Zeit lieber dem Pflegepersonal auf der Station, legte die Wäsche zusammen oder räumte die Spülmaschine ein. Nach drei Wochen Aufenthalt in der Klinik hatte sich ihr Gesundheitszustand so weit gebessert, dass sie nach Hause entlassen werden konnte. Zu einer weiteren Behandlung ist sie nie mehr gekommen. Um so besser – es war wohl nicht nötig.

Koprolalie

Station 1 beherbergte überwiegend depressiv Erkrankte und wurde allgemein „Depressivenstation" genannt.

Es befindet sich dort aber ein Sammelsurium verschiedener Krankheitsbilder: denn außer Depressionen sind auch Schizophrenie, Angststörungen, Anpassungsstörungen und Manie vertreten, um nur einige zu nennen.

Das ergotherapeutische Angebot der gerontopsychiatrischen Abteilung beinhaltet Kreative Werktherapie, Bewegungsgruppe, Musikgruppe und Wahrnehmungs- und Gedächtnistraining. Mir persönlich liegt das Wahrnehmungs- und Gedächtnistraining, kurz WuG, am meisten. Das Wahrnehmungs- und Gedächtnistraining beinhaltet relativ leichte Aufgaben, wie Sprichwörter ergänzen, Gegenteile benennen oder Volksliedermelodien erkennen, sodass auch eher „schwache" Patienten am Angebot teilnehmen können. Man kann damit fast alle Patienten der Station therapeutisch erreichen.

Was mir aber bislang noch nicht begegnete, war eine „Koprolalie", die krankhafte Neigung zum Aussprechen unanständiger, obszöner Wörter. Bekannt ist, dass sich das Ausrufen unflätiger Begriffe und das Fluchen, als Begleitsymptom neurologischer Erkrankungen beobachten lässt.

Beispiele sind das „Tourette-Syndrom“, bestimmte Formen der Demenz, Gehirnentzündung, Hirntumoren, Aphasie oder schwere Schädel-Hirn-Traumata.

Eines Tages wurde uns jemand mit besagtem Symptom als Teilnehmer an der Ergotherapie angekündigt. Die Verdachtsdiagnose: eine beginnende Demenz.

Der alte Herr mit besagtem Symptom tauchte eines Morgens im Stationsbetrieb auf, zeigte sich sehr getrieben, lief im Flur hin und her und verhielt sich insgesamt sehr unruhig. Zwischendurch hörte man ihn laut und äußerst schrill ausrufen: „Dreckschwein!“ Weitere Symptome zeigten sich nicht.

Die anderen Anwesenden, meist Damen, waren entsetzt über die Unruhe und das Schreien des Neuen. Schon bald versammelten sie sich alle vor dem Zimmer des Stationsarztes, mit der Bitte, ihn sprechen zu wollen. Wie mir später zu Ohren kam, baten alle um ihre baldige Entlassung. Offensichtlich fürchtete man sich vor dem Gebaren des Schreiers.

Eine außerordentliche Stationsversammlung wurde anberaumt, in der man die Patienten über das Krankheitsbild des Neulings aufklärte. Der Koprolalie-Patient erhielt Gelegenheit sich vorzustellen, und bald kehrte wieder Ruhe ein.

Der unfreiwillige Unruhehestifter – nennen wir ihn Herrn Abel – lebte sich schnell auf der Station ein.

Die Mitpatienten erlebten ihn als netten, freundlichen und den Schwächeren gegenüber sehr hilfsbereiten Mann. Dies führte dazu, dass alle für Herrn Abel sehr viel Mitgefühl empfanden, da der Gepeinigte unter seinem lauten Rufen sehr litt. Es lag ihm sehr am Herzen, die anderen nicht zu belasten, daher traf er mit mir die Vereinbarung, die Therapieangebote nur soweit zu nutzen, wie es ihm möglich erschien. Das hieß, sobald er sein „Dreckschwein" nicht mehr würde unterdrücken können, durfte er den Therapieraum verlassen. Es zeigte sich mit der Zeit, dass vier- bis fünfmaliges Rufen von ihm selbst und auch von den anderen Patienten toleriert werden konnte. Der gut gemeinte Versuch unseres Oberarztes, Herrn Abel dazu zu bringen, „Lämmchen" statt „Dreckschwein" auszustoßen, scheiterte, denn der Patient reagierte nicht auf den Vorschlag des Arztes. Der therapeutische Nutzen dieses „Therapieversuches" schien ohnehin fraglich: Ob man aufgrund eines gebrüllten „Dreckschwein" oder eines „Lämmchen" zusammenzuckend nahezu zu Tode erschrickt, ist letztendlich egal.
Wie bereits erwähnt, gewöhnten wir uns aneinander und das „Dreckschwein" gehörte schließlich zum Stationsalltag wie die Darmprobleme der unter Depressionen leidenden. Herr Abel erlangte sogar allgemein sehr viel Anerkennung für seine wohlklingende Gesangsstimme, die er in der

Musikgruppe ertönen ließ – und die im krassen Gegensatz zu seiner „Koprolalie-Stimme“ stand.

Kommen wir nun zur zweiten Hauptperson dieser Geschichte: Frau Braun. Kurz nach Herrn Abel wegen einer mittelschweren Depression aufgenommen. Aufgrund ihrer von Geburt an bestehenden Intelligenzminderung, lebte sie schon längere Zeit in einer Betreuungseinrichtung. Eine nette, ein wenig naiv wirkende, herzensgute Frau, die alle – Patienten wie Personal – schnell in ihr Herz schlossen.
Frau Braun nahm gerne an allen Therapieangeboten teil. Nur am WuG fand sie weniger Gefallen. Sie befürchtete, sie sei für die gestellten Aufgaben „zu dumm“. Der Stationsarzt meinte, Frau Braun sei mit dem Gruppenangebot überfordert, und beabsichtigte, sie davon zu befreien. Außerdem sei sie durch ihre Intelligenzminderung nicht lernfähig – und das Therapieangebot für sie daher ohnehin nicht sinnvoll. Ich sprach mich dagegen aus, da ich es für möglich hielt, Frau Braun könne auf diese Weise in eine Außenseiterolle geraten. Als ausführender Therapeut entschied ich ja über die Aufgabenstellungen im WuG und konnte somit auch den Schwierigkeitsgrad der Aufgaben reduzieren, sodass es wohl möglich sein musste, Frau Braun hier zu integrieren.
Grundsätzlich erfolgten die Übungen im Wahr-

nehmungs- und Gedächtnistraining in spielerischer Form: Leicht zu lösende Aufgaben mit schnellem Erfolgserlebnis. Ziel ist nicht in erster Linie, die Hirnleistung zu verbessern, sondern Kontaktförderung, Förderung der Kommunikation, Verbesserung der sozialen Kompetenz, und Zunahme des Selbstwertgefühls.
Mit Unterstützung der Mitpatienten gelang es mir, Frau Braun dazu zu bewegen doch auch am WuG teilzunehmen.
Sie erschien jedes Mal pünktlich, nahm freundlich lächelnd Platz – beantwortete aber nie auch nur eine Frage. Sie überließ dies gelassen den anderen Teilnehmern. Um sie nicht bloßzustellen, sprach ich sie auch nicht direkt an.
Ein Lernerfolg ließ sich aber durch das Gruppenangebot bei Frau Braun tatsächlich nicht verzeichnen.

Ein beliebtes „Spiel" im WuG stellt das Bilden von Wortketten dar. Man beginnt mit einem Begriff zu einem bestimmten Thema z. B. Pflanzen. Das nächste Wort soll dann mit dem Endbuchstaben des vorherigen beginnen. An Themen gibt es viele Möglichkeiten. Unter der Thematik „Berufe" erweist es sich als schwierig eine lange Wortkette zu bilden: Es sei denn, der Therapeut ist sehr flexibel und insbesondere nicht kleinlich, was verschiedene kreative Berufsbezeichnungen betrifft.

Während dieses Trainings wurde Frau Braun mit dem „Dreckschwein“ des Herrn Abel konfrontiert. Verständnis konnte sie, bedingt durch ihre Behinderung, nicht aufbringen. Sie zeigte sich allerdings von seiner Krankheitssymptomatik sehr beeindruckt und verunsichert. Dies wiederum führte aber dazu, dass sie immer sehr auf seine Mitarbeit und Antworten achtete.
Einen Tag vor Frau Brauns Entlassung nahm sie letztmals am WuG teil. Zum Ende des Gruppenangebots stand die Aufgabe „Wortkette mit Tieren“ auf dem Programm.
Die letzte Aufgabe im WuG sollte immer eine leichte sein, damit die Patienten die Gruppe mit einem guten Gefühl verlassen können. Ein therapeutischer Grundsatz.
Herr Abel verließ die Gruppe früher, da er an diesem Tag sehr unter Druck stand. Die Wortkette näherte sich so ziemlich ihrem Ende, denn die Tafel, auf der ich die Tiernamen vermerkte, war fast gefüllt. Es gab dort Ralle, Esel, Lama, Amsel, Leopard, Damhirsch, Hund … und da kam es dann! Tier mit „D“ …
Antwort Frau Braun: „DRECKSCHWEIN!!!“
So viel zur Theorie des Oberarztes über die Grenzen der Lernfähigkeit intelligenzgeminderter Menschen.
Ich gestehe, trotzdem froh gewesen zu sein, dass Herr Abel sich nicht mehr in der Gruppe befand.

Eine letzte Anmerkung zu den beiden Hauptdarstellern meiner Geschichte:
Frau Braun verließ uns als geheilt. Sie erschien auch nicht wieder zu einer weiteren Behandlung. Im Falle des Herrn Abel war der Verlauf anders. Die verordneten Medikamente schlugen nicht entsprechend an, die durchgeführte Verhaltenstherapie brachte nicht den erwünschten Erfolg. Er kam in Abständen immer wieder zur stationären Behandlung, zur sogenannten Krisenintervention. An seiner Symptomatik änderte sich leider nichts.

Österliches Intermezzo

„Eier anmalen. Da hab' ich keine Lust zu." Herr Schulz nahm den Seitenschneider für das Zuschneiden der Forsythienzweige und begann, sich seine Fingernägel abzuknipsen.

Das war der Punkt, an dem ich nicht mehr weiter wusste. Die kleine Gruppe der vier älteren Langzeitpatienten erwies sich schon immer als schwer zu motivieren. In meiner Funktion als Ergotherapeut bestand aber genau darin meine Aufgabe.

Dieses Mal hegte ich die Hoffnung, dass das Angebot, die Station österlich zu schmücken, auf ihre Zustimmung stoßen würde, da es ja um den eigenen Wohn- und Lebensbereich ging. Meine Idee: ein gemeinsam gestalteter Osterstrauß.

Wie ich jetzt feststellte, handelte es sich meinerseits um reines Wunschdenken. Ja, ich liebe Ostern. Ich mag diese Feiertage, weil sie für mich den Inbegriff von Frühling bedeuten. Ostern ist in meinem Empfinden mit Sonnenschein und Frühlingsduft verbunden. Es erinnert mich an den Duft blühender Frühlingsblumen und morgendliches Vogelgezwitscher. Ostern lässt mich die Zunahme meiner Energie spüren und das Gefühl von Aufbruch und Erneuerung.

Dass ich diese Empfindungen gleichfalls den Patienten, von denen einige schon dreißig Jahre in der Psychiatrie verbracht hatten, wohlwollend

unterstellte, war wohl ziemlich naiv von mir.
„Wie ist es mit Ihnen? Haben Sie Lust, die Eier anzumalen, oder geht es Ihnen wie Herrn Schulz?“ Ich wandte mich den anderen zu.
Herr Kowalski, der nur polnisch sprach und seit einer Beinamputation im Rollstuhl saß, zeigte mir seine übliche Geste des Halsdurchschneidens. Er hatte also auch keine Lust.
„Wann ist denn das nächste Mal Schule?“ Immer wenn Herr Brettschneider sich einer Situation in der Ergotherapie entziehen wollte, stellte er mir diese Frage. Also auch mit „Nein“ abgehakt.
Blieb noch Herr Marquardt. Von ihm erwartete ich keine Antwort. In seiner Akte stand, dass er schon seit Jahren nicht eine Silbe gesprochen hatte. Er schloss sich aber immer dem an, was die Gruppe tat.
Damit erwies sich mein hoffnungsvoller Plan also als erledigt. Schade, aber nicht zu ändern.
„Na gut, dann lassen wir es. Ich möchte und kann Sie zu nichts zwingen. Dann können Sie alle wieder zurück auf ihre Station gehen.“
„Auf die Station zurück? Das geht nicht.“ Herr Schulz schien sich zum Sprecher der Gruppe berufen zu fühlen. „Da werden wir wieder vom Stationspfleger angemistet. Außerdem gibt es dann den ganzen Tag keine Zigaretten mehr.“
Ich wusste, dass den Rauchern als Sanktionsmaßnahme die Zigaretten vorenthalten wurden.

Wie es schien, griff man zu diesem erprobten Mittel, um den Patienten den Weg in die Ergotherapie zu „erleichtern“.

Das wurde hier ja jetzt sehr interessant!

„Wollen Sie damit sagen, dass Sie nur unter Druck in die Ergotherapie kommen? Ich nahm an, Sie würden aus freien Stücken zu mir kommen. Ich dachte, es macht Ihnen Spaß, was wir so machen.“

„Nein, wir möchten lieber auf der Station bleiben. Aber Herr Hartmann hat gesagt, wenn wir nicht zu Ihnen gehen, bekommen wir Ärger mit ihm. Das wollen wir nicht.“

Herr Hartmann – Stationspfleger und als streng bekannt! Für die Langzeitpatienten entsprach er in etwa dem, was Attila, der Hunnenkönig, für seine Untertanen verkörperte.

Diese Information schockierte mich. Ich hatte tatsächlich angenommen, die kleine Patientengruppe erschiene aus Freude an den gemeinsamen Aktivitäten in der Ergotherapie. Erst seit kurzer Zeit in der Psychiatrie tätig verfügte ich als Berufsanfänger noch über keine Erfahrung mit entsprechenden Institutionen und deren Maßnahmen im Umgang mit Patienten. Es lag nicht in meiner Absicht, lange im psychiatrischen Bereich zu arbeiten, denn ich fühlte mich in diesem Umfeld nicht unbedingt wohl. Wie jetzt in dieser Situation: Ich fühlte mich überfordert.

„Tja, dann sollte ich wohl mal mit Herrn Hartmann reden. Das geht nicht, dass er sie zwingt, bei mir mitzumachen."
„Nein, nein! Bitte nicht! Wir kriegen nur Ärger. Wir machen lieber hier mit. Lieber malen wir die Ostereier an." Herr Schulz starrte mich entsetzt an.
„Gut, wie Sie wollen", sagte ich. „Die anderen sind auch damit einverstanden?"
Waren sie. Ihr eifriges Nicken war Antwort genug. Dieser Kelch ging jedenfalls zunächst einmal an mir vorüber.
Ich gab jedem einige der ausgeblasenen Eier. Farben, Pinsel und Wachsmalstifte lagen schon auf dem Arbeitstisch.
„Übrigens: Ich hoffe, Sie mögen Rührei. Ich habe die Eier vorhin alle ausgeblasen und habe die Eiermasse auf ihrer Station abgegeben. Heute Abend wird es also Omelette zum Abendbrot geben." Es bestand meinerseits die schwache Hoffnung, dass wenigstens diese Information ein wenig Freude aufkommen lassen würde.
„Gute Idee, gute Idee", meinte Herr Brettschneider. Er klatschte in die Hände. Bei Herrn Schulz deutete sich ein Lächeln an, Herr Kowalski machte wieder das Zeichen des Kehledurchschneidens und Herr Marquardt strahlte wie die Sonne an einem Wintermorgen. Wenigstens die bevorstehende Rührei-Orgie schien somit in Ordnung.
Sie malten alle fleißig vor sich hin. Das ein oder

andere der dünnwandigen Eier ging dabei zwar zu Bruch, doch das hatte ich bei meinen Vorbereitungen einkalkuliert und mich ausreichend mit dem Hühnerprodukt eingedeckt.
Einige der Eier wiesen von mir aufgebrachte Muster auf, die nur ausgemalt zu werden brauchten, was den Patienten die Angst vor der leeren Eierschale nehmen und die Arbeit etwas erleichtern sollte.
Diese Mühe hätte ich mir im Vorfeld sparen können: Trotz meiner Hinweise bezüglich der vorgezeichneten Konturen wurden diese ignoriert und übermalt. Jeder suchte sich eine Farbe aus und die Eier wurden mit dieser Farbe vollständig angemalt – basta. Herr Schulz tendierte zu Blau. Laut Statistik zählte er damit zu den 33% der Weltbevölkerung, die Blau als Farbe bevorzugen. Das hatte ich zufällig im Internet gelesen. Ich gehöre übrigens auch dazu.
Herr Marquardt wählte Rot, eine Farbe, die mir durch ihre enorme Signalwirkung auch gut gefällt. Leider gingen unter seinen Händen die meisten Eier entzwei, sodass später am Osterstrauß nur ein einziges rotes Ei hing.
Herr Brettschneider wollte seine Ostereier in der Naturfarbe belassen, stieß da aber meinerseits auf erheblichen Widerstand. Wir einigten uns darauf, dass er die Eier mit einem Bleistift anmalen sollte. Es entstanden anthrazitfarbene Eier mit

weißen Durchbrüchen.
Herr Kowalski (der Kehlendurchschneider) packte sich den erstbesten griffbereiten Wachsmalstift und malte seine Hühnereier damit an. Leider handelte es sich um einen schwarzen Stift.
Als ich nach der Gruppenstunde dann den Forsythienstrauß, geschmückt mit den bemalten Eiern aufstellte, sah er etwas gewöhnungsbedürftig aus: Ein rotes, fünf blaue, vier anthrazitfarbene (mit weißen Flecken) und sechs schwarze Ostereier schmückten den Strauß.
Unser so mühevoll entstandener Osterstrauß erregte viel Aufsehen. Sogar Pflegekräfte von anderen Stationen kamen, um das Wunderwerk zu bestaunen. Meine vier Gruppenmitglieder und ich waren in der Klinik in aller Munde.

Der Kleine

Montagmorgen. Zehn Uhr, Werkgruppe. Über das Wochenende waren einige neue Patienten aufgenommen worden. Mir war es wichtig, dass, ich zunächst zur groben Einschätzung der Fähigkeiten eines Neuzugangs im Wahrnehmungs- und Gedächtnistraining einen Blick auf ihn werfen konnte, bevor der Patient an der Werkgruppe teilnahm.

An Montagen geschah es aber sehr oft, dass die Neuankömmlinge sich den anderen Patienten kurzerhand treu und brav anschlossen. Um sie dann nicht gleich zu verprellen und zu verunsichern, ließen wir sie dann – entgegen der Planung – an der Werktherapie teilnehmen.

Meine Kollegin Astrid und ich boten diesen Patienten an, entweder erst einmal zuzuschauen, ein Mandala auszumalen oder ein Kratzbild anzufertigen.

Heute folgte dem zur Ergotherapie strömendem Patientenschwarm ein kleines, schmächtiges Kerlchen. Er ging mir mit meinen Einsvierundsiebzig gerade bis in Brusthöhe. Ich stellte meine Kollegin und mich vor.

„Ich bin Herr Klein“, erklärte das Männchen mit krächzend piepsender Stimme. „Ich bin eine gespaltene Persönlichkeit und muss hier behandelt werden.“

Es kostete mich einiges an Selbstbeherrschung, um nicht zu lachen. Mit diesem Patienten würden wir sicher noch Spaß haben. Ein angebotenes Kratzbild akzeptierte er bereitwillig. Wäre er damit fertig, würde ich ihm, wie allen anderen Männern auch, einen Peddigrohrkorb zum Flechten anbieten. Wir verfügten in unserer Ergotherapie über keine speziellen „männlichen" Werkangebote wie Holzarbeiten oder „irgendwas mit Metall". Unser Angebot war mehr auf Frauen ausgerichtet. Das lag zum einen an dem Großteil weiblicher Patienten, zum anderen auch an dem relativ begrenzten Platz, der uns in diesem Gebäude zur Verfügung stand. An zwei großen Tischen konnten wir im Höchstfall zwölf Personen einen Platz anbieten.
Ich setzte mich zu dem kleinen Herrn Klein, um etwas über ihn in Erfahrung zu bringen. Das Kratzbild bereitete ihm keine Probleme. Meine vorsichtige Erkundigung, wie es mit dem Peddigrohrflechten aussehen würde traf bei Herrn Klein auf offene Türen. Er würde sich freuen, mal etwas Neues zu lernen. Achtundsechzig Jahre alt, lebte und half er im Gasthaus seines jüngeren Bruders. Bei Herrn Klein wurde schon früh eine Schizophrenie festgestellt und er hatte schon einige Aufenthalte in psychiatrischen Krankenhäusern hinter sich. Seit dem Tod der Eltern kümmerte sich sein Bruder um ihn.
Konflikte gäbe es laut Herrn Klein leider immer

wieder mit der Schwägerin: Sie halte sehr viel auf Sauberkeit und er sei ihr zu ungepflegt, er würde alles verschmutzen und seinen Kram überall herumliegen lassen. Herr Klein erzählte das alles sehr offen und blickte mich dabei so treuherzig an, dass er schnell meine Sympathie gewann.
Danach folgte allerdings eine Gruppenstunde, in der dieser sympathische Mann mich an die Grenze meiner Belastbarkeit brachte.
Die Musikgruppe stand an. Singen wurde aufgrund der Patientennachfrage in das Angebot der Ergotherapie übernommen. Viele unserer Kunden kamen aus Altenheimen, und dort gehörte das Singen zum Standardangebot. Im Rahmen meiner Ausbildung zum Ergotherapeuten arbeitete ich in einem Altenheim und kannte ungefähr vierzig für mich singbare Volkslieder aus dieser Zeit. Da ich im Altenheim a capella gesungen hatte, sah ich nun auch kein Problem darin. Meine Kollegin erklärte sich einverstanden, diese Gruppe mitzugestalten. Wir lauschten während der Gruppenstunde auch instrumentalen Melodien von Musikkassetten – oder führten ein Ratespiel durch, in dem nach dem Alphabet bekannte Musikinstrumente gesucht werden mussten. Das Ganze nannten wir Musikgruppe und tatsächlich wurde unser Angebot gern angenommen.
Klar, dass heute Weihnachtslieder auf dem Programm standen. Schließlich befanden wir uns in

der Vorweihnachtszeit.
Wir saßen im Stuhlkreis, Herr Klein direkt neben mir. Er sagte, dass er sich auf das Singen schon gefreut habe, da er ein begeisterter Sänger sei. Seine Schwägerin verbiete ihm aber das Singen im Haus. Ihr gefalle das nicht. Also singe er nur im Bad. Da störe er niemand.
Ich lächelte ihm nur freundlich zu und stimmte das erste Lied an: „Schneeflöckchen Weißröckchen". Es hat sich in mein Gedächtnis eingebrannt, denn dieses Lied ist mein Weihnachtslieblingslied.
Herr Klein sang laut mit. Sehr laut. Und sehr falsch. Er sang mit hoher Fistelstimme und traf keinen Ton. Die anderen Patienten stockten kurz irritiert und sangen dann einfach weiter. Mich überkam ein Lachreiz, denn Herrn Kleins Stimme klang dermaßen komisch, dass man nur lachen konnte. Oder weinen. Mein Organismus schien sich für das Lachen entschieden zu haben. Meine Kollegin hielt sich eine Hand vor den Mund und verschwand aus dem Gruppenraum. Alle Gruppenmitglieder sangen ungerührt weiter, als sei nichts geschehen. Ich sang also auch weiter und unterbrach nicht. Glücklicherweise verebbte mein Lachreiz. Herr Klein schien in seiner Begeisterung für den Gesang von seinem durchschlagenden Erfolg bei meiner Kollegin nichts bemerkt zu haben und so ließ ich die Sache laufen, wie sie eben lief.
Niemand kann ernsthaft behaupten, dass die an-

deren Sänger Herrn Kleins schauderhaft falsche Töne nicht vernommen haben sollten. Aber hier trat wieder etwas zutage, was ich schon oft im sozialen Miteinander der Patienten beobachten konnte: Die erstaunliche Toleranz und Akzeptanz untereinander. Es gab natürlich auch Grenzen: Aggressives oder etwa arrogantes Verhalten wurde nicht toleriert.

Meine entflohene Kollegin fand sich später in unserem Büro, neben dem Werkraum. Sie lachte immer noch. Okay, auch Therapeuten sind nur Menschen.

Herr Klein sang aber nicht nur während unserer Musikgruppe. Wenn ihm danach war, schmetterte er los Egal wo.

Einige Tage später, ich kam gerade von der Toilette, die sich auf der Station befand, als Herrn Kleins Stimme vom Bettentrakt her ertönte. Laut und wie immer falsch: „Macht hoch die Tür, die Tor macht weit ...“ Seine Stimme hallte laut über den Flur.

Da öffnete sich die Tür des Arztzimmers der Station, gegenüber der Toilette: Der Kopf Doktor Werners erschien. Der Kopf: „LEISER.“

Der Gesang verstummte. Kurz darauf: „LEISE rieselt der Schnee, still und ...“

Ich prustete los und brach vor Lachen zusammen. Doktor Werner starrte mich verdutzt an, stimmte aber dann in mein Gelächter mit ein.

Jedes Mal im Kontakt mit Herrn Klein, erwartete ich das nächste lustige Ereignis, doch geschah so etwas selbstverständlich nicht ständig. Er verhielt sich ja nicht bewusst auf diese spezielle Art und Weise. Es handelte sich einfach um einen Vertreter des unfreiwilligen Humors. Er war kein lächerlicher Mensch. Dass er so klein und schmächtig zu allem Überfluss auch noch Klein hieß, hatte er sich nicht ausgesucht.
Beim Werken stellte er sich zum Beispiel sehr geschickt an, ging ernsthaft an die Sache heran und stellte einen wirklich sehenswerten Peddigrohrkorb her. Obwohl er nicht wusste, was er damit sollte. Herr Klein ließ sich davon überzeugen, dass es sicher keine schlechte Idee wäre, ihn zu verschenken. Vielleicht an seine Schwägerin? Nach diesem Vorschlag schaute er mich zwar erst erstaunt an, doch dann zog sich ein Lächeln über sein Gesicht und er sagte: „Gute Idee."
Ob sich sein Verhältnis zu seiner Schwägerin dadurch tatsächlich verbessert hat? Keine Ahnung. Herr Klein wurde jedenfalls nach seiner Entlassung kurz vor Weihnachten nie wieder als Patient aufgenommen.

Religiös

Sieben Uhr. Herr Moll wartete schon. Es war in den Anfängen meiner Tätigkeit in der Psychiatrie. Zu meinen Aufgaben gehörte auch das sogenannte „Anziehtraining", für das der Stationsarzt eine Verordnung ausstellte. Für jeden Patienten gab es einen Verordnungsbogen mit vorgegebenen Therapiezielen: Psychische Stabilisierung, Förderung der Selbstständigkeit, allgemeine Aktivierung, Förderung der Kontaktfähigkeit, Stärkung des Selbstwertgefühls, grob- und feinmotorische Fähigkeiten üben, zeitliche, örtliche und persönliche Orientierung trainieren.

Anziehtraining durfte auch nicht fehlen. Bei Herrn Moll war die Sachlage so, dass er sich zwar selbst ankleiden konnte, ihm mangelte es aber an der erforderlichen Konzentration. Sehr sprunghaft in seinen Gedanken vergaß er, womit er sich gerade befasste. So war es schon passiert, dass er, als er das Unterhemd anzog, mittendrin aufhörte – und einfach mit dem Unterhemd über dem Kopf sitzen blieb.

Geriet er also auf diese Weise ins Stocken, sagte ich ihm, was als nächstes zu tun sei. Er schaute dann jeweils ganz erstaunt, aber die Sache funktionierte.

Als Erstes erhielt er Waschschüssel, Waschlappen, Seife und Handtuch. Die Schüssel platzierte

ich auf seinem Nachttisch. Er konnte schon mit dem Waschen beginnen, während ich in der Zwischenzeit seine Kleidung zurechtlegte. Herr Moll – ein frommer Mensch – betete regelmäßig und schleppte grundsätzlich eine alte Bibel mit sich herum, in der er oft las.
Er führte jeden Morgen das gleiche Ritual durch und es war immer wieder schön zu sehen, was dann passierte. Er feuchtete den Waschlappen an, legte ihn sich auf den Kopf, legte die Hände gegeneinander – und betete.
Nach dem Gebet begann er sich zu waschen und stellte mir die gleiche Frage, wie jeden Tag: „Was reimt sich auf Bibel?"
Ich antwortete immer pflichtgemäß: „Fibel."
Er darauf: „Lobenswert."
Als er mir diese Frage das erste Mal stellte – Tage nach meinem Arbeitseintritt – war ich unsicher, ob die Antwort „Fibel" nicht zu einfach sei. Aber sie fand seine Zustimmung. Genau das schien Herr Moll erwartet zu haben.
Als wir uns das erste Mal gegenüberstanden, richtete sich der spindeldürre alte Herr kerzengerade auf, reichte mir die Hand und erklärte: „Richard Moll, achtundachtzig Jahre, noch nicht verheiratet." Es schien, als habe er den Gedanken an eine Heirat noch nicht aufgegeben.
Ob ich den „Ivanhoe" gelesen hätte? Glücklicherweise konnte ich diese Frage mit „Ja" beantworten

und er schien mich zu akzeptieren. Man informierte mich im Vorfeld darüber, dass es sich durchaus schwierig gestalte, Herrn Molls Vertrauen zu gewinnen.
Der Kontakt zwischen ihm und mir ging anfangs nicht über das Anziehtraining hinaus. Andere Angebote der Ergotherapie lehnte er ab: Er habe gehört, dass ich zu viele Fragen stellen würde. Das sei nichts für ihn.
Ein halbes Jahr später gelang es erfreulicherweise doch, Herrn Moll zur Teilnahme an der Musikgruppe zu bewegen. Ab und zu kam er auch hinzu, wenn ich in einer Gruppenstunde vorlas.
Nach der ersten Gruppenstunde unter seiner Beteiligung fragte er mich: „Sagen Sie, bekommen Sie für das, was Sie hier tun, auch Geld?“
„Natürlich werde ich für diese Arbeit, denn das ist es ja, bezahlt.“
Er zögerte, dann erklärte er: „Naja, Ihnen gönne ich es ja, dass Sie Ihre Zeit so `rumbringen können.“
Meine Kollegin lachte kurz auf, ich musste lächeln: „Danke. Freut mich.“ Er spähte unsicher zu meiner Kollegin. „Habe ich was Falsches gesagt?“
Ich schüttelte den Kopf. „Nein Herr Moll. Eher etwas Nettes.“
Einige Zeit später, als er mich beim „Kaffeekränzchen“ im Küchenraum der Ergotherapie sah, bemerkte er, wohl die letzterwähnte Situation

erinnernd: „Ah, Sie haben aber wirklich ein sehr breites Spektrum.“ Die Anerkennung klang durch. Ich wusste sie zu schätzen.
Als ich eines Morgens auf die Station kam, teilte mir einer der Pfleger mit, Herr Moll sei in der vergangenen Nacht verstorben. Der erste Patient in meinem Berufsleben, dessen Tod ich erlebt habe. Ich werde es nie vergessen. Auf dem Heimweg erfüllte mich tiefe Traurigkeit. Solch ein schlimmes Schicksal – und solch eine Seele von Mensch.
Herr Moll wurde das erste Mal mit sechzehn Jahren psychisch auffällig. Über die näheren Umstände ist mir nichts bekannt. Er kam jedenfalls damals als Jugendlicher erstmals in die Psychiatrie. Diagnostiziert wurde eine Schizophrenie. Ab diesem Zeitpunkt begann Herrn Molls Weg durch verschiedene Psychiatrien, bis er zuletzt hier landete. Und hier lebte er fünfundvierzig Jahre. Bis zu seinem Tod. Er betätigte sich in den verschiedenen Bereichen der Arbeitstherapie – und zum Ende seines Daseins sollte er noch in den Genuss der Ergotherapie kommen. Ich hoffe, diese letzte Zeit hat ihm gefallen und ihm vielleicht seine Lebensqualität ein klein wenig erhöht.

Der Toilettenstuhl

Als ich meinen Arbeitsplatz erreicht hatte und noch schnell einen Kaffee zu mir nahm, wurde mir meine Müdigkeit erst richtig bewusst. Keine Ahnung warum ich in der letzten Nacht nicht wirklich gut schlafen konnte. Ich erinnerte mich nur, dass ich häufiger erwachte und mich später unruhig hin und her wälzte. Tja, half aber alles nichts! Anziehtraining stand an.

Derzeit betreute ich Herrn Sänfte, einen älteren, dementen Patienten. Sich in Eigenverantwortung zu waschen und anzuziehen bekam er zwar nicht hin, doch wenn man ihm sagte, was zu tun sei, funktionierte das recht gut. Er schien mich nach zwei Wochen auch als die Person zu erkennen, die nun zu ihm kam um ihm zu helfen. Meinen Namen konnte er allerdings nicht erinnern. Wenn er überhaupt etwas zu mir sagte, sprach er mich mit „Herr Pfleger" an. Ausgerechnet die Anrede, die ich am meisten hasste. Nicht, dass ich etwa Aversionen gegen Pflegekräfte gehegt hätte, doch diese Anrede klang in meinen Ohren, als würde er „Herr General" zu mir sagen. Ich wollte dem alten Herrn aber keine Befehle erteilen, sondern helfen.

Als ich das Patientenzimmer betrat, war einer der anderen Patienten schon dabei sich zu waschen. Er saß auf der Bettkante und vor ihm stand eine Waschschüssel auf der ausgezogenen Klappe seines Nachttisches. Michael, einer der Krankenpfleger, mit denen ich mich gut verstand, wartete neben ihm und gab ein paar Anweisungen. Herr Sänfte saß ebenfalls schon auf der Bettkante und wartete offenbar bereits auf mich. Nach der Begrüßung erkundigte ich mich, ob er seinen Nachtstuhl benutzen müsse. Er bejahte das, woraufhin ich den Toilettenstuhl aus einer Ecke des Zimmers holte und Herrn Sänfte bat, darauf Platz zu nehmen. Das machte er auch. So wie jeden Morgen. Um Zeit zu sparen schob ich ihn mit dem Toilettenstuhl vor das Waschbecken, gab ihm Waschlappen und Seife, ließ Wasser in das Waschbecken ein und bat ihn, sich zu waschen. Er begann damit und erledigte gleichzeitig sein „kleines Geschäft".

Das Waschen klappte heute ja ausgezeichnet! Ich brauchte Herrn Sänfte keine Anweisungen zu geben. *Gut*, dachte ich, *dann kannst du ja schon mal den Eimer des Toilettenstuhls leeren. Nicht nur herumstehen, sondern auch etwas tun.* Kaum gedacht, griff ich nach dem Eimer, der unter dem Toilettenstuhl wie eine Schublade angebracht war und zog ihn nach hinten, um ihn ausleeren zu können. Doch irgendetwas ... verflixt! ... klemmte! Der Eimer ließ sich einfach nicht wegziehen! *Das gibt´s doch nicht*, dachte ich und zog energischer. Noch immer rührte sich nichts, nur Herr Sänfte richtete sich plötzlich kerzengerade auf. Nach einem weiteren entschlossenen Versuch meinerseits stöhnte Herr Sänfte laut. Ich ließ erschreckt den Eimer los. Mir war – wohl aufgrund meiner trotz Koffeins andauernden Müdigkeit entgangen, dass Herrn Sänftes Geschlechtsteile im Eimer hingen. Ich klemmte ihm mit meinen Bemühungen seine edelsten Teile ein. Mein Gott, wie konnte ich nur so verschlafen sein! Ich entschuldigte mich bei Herrn Sänfte für mein Handeln – doch glücklicherweise verstand er nicht, warum ...

Anziehtraining nach Lehrbuch

Es war in den Anfängen meiner Tätigkeit in der Psychiatrie. Auf der Männerstation befand sich ein Patient – Herr Poler – „Residualzustand" nach einem Schlaganfall. Residualzustand bedeutet, dass noch Restsymptome einer Erkrankung vorhanden sind.

Es sollte mit Herrn Poler ein Anziehtraining durchgeführt werden. Gruppenangebote für die Ergotherapie lehnte er bisher stets ab. Vielleicht würde es mir während des Anziehtrainings gelingen, durch den Kontakt zu ihm das Eis zu brechen und ihn zur Teilnahme an den Gruppen zu bewegen. Ich hielt die Gruppenangebote für das A und O meiner Arbeit mit den Langzeitpatienten. Die meisten kannten sich zwar schon lange, unterhielten jedoch keinen wirklichen Kontakt zueinander, redeten nicht miteinander und „Guten Morgen" oder „Guten Tag" kam nur schwerlich über ihre Lippen. Nur die Gruppen ermöglichten eine adäquate Kontaktanbahnung. Mit den Pflegekräften standen die Kranken in Kontakt – hier war er auch unumgänglich.

Herr Poler nun war ein kleines, schmächtiges Männlein, das schon ewig in der Klinik lebte. Er hatte unter Anleitung im Lager für Büroartikel gearbeitet. Es gab davon in der Einrichtung ein kleines Depot für die Verwaltungsabteilung und Herr

Poler genoss durch diese Arbeit in der Klinik einen hohen Bekanntheitsgrad.

Meine Kollegin und ich stellten als neue Berufsgruppe – und als Kollegen – Fremdkörper dar. Sozusagen „Exoten". Nicht nur in den Augen des Personals – auch für die Langzeitpatienten.

Herr Poler jedenfalls betrachtete mich mit einer gewissen Distanz, schien mich aber in meiner Funktion als Ergotherapeut ernst zu nehmen, denn er tat das, was ich von ihm verlangte. Und das war nicht ohne: Anziehtraining streng nach Lehrbuch. Das hieß, dass ich keine Ausweichbewegungen beim ankleiden durchgehen ließ. Herr Poler war rechtsseitig gelähmt und konnte sich nur mit seinem linken Arm behelfen. Im Anziehtraining und bei allen anderen Tätigkeiten sollte verhindert werden, dass der Betroffene mit den Extremitäten in ein spastisches Muster geriet. Die Muskulatur sollte sich also nicht bis zur schmerzhaften Verspannung verkrampfen. Das bedeutete, dass Bewegungen nach vorgegebenem Schema durchgeführt werden mussten.

Herr Poler – kürzlich aus einer Rehaklinik, in der er genau das gelernt hatte, zurückgekehrt – hielt sich nicht an das Gelernte. Er zog sich so an, wie es für ihn am einfachsten war. Dabei geriet sein Arm oft in eine Spastik. Dann bog er ihn mit schmerzverzerrtem Gesicht wieder gerade, löste damit die Spastik – und machte weiter.

Einer der Pfleger hatte mir zwar schon den Rat gegeben, ich solle Herrn Poler sich doch einfach in der Weise ankleiden lassen, wie er es vermochte, doch ich wollte das nicht einsehen. Schließlich war ich hier der Fachmann und wusste, was richtig war! Leider kam ich mit meinem Training nicht recht voran, es dauerte ewig lange, bis es Herrn Poler gelang, sich „nach Vorschrift" zu bekleiden. Ich zerbrach mir den Kopf was da falsch lief, fand jedoch keine Lösung. Es gelang auch nicht, Herrn Poler für die Gruppenangebote zu gewinnen.

Ich weiß nicht, wie viele Wochen ich brauchte, um zur Einsicht zu gelangen, dass der Mensch vor dem Lehrbuch kommt und dem gepeinigten Herrn Poler zu sagen: „Ich denke, wir haben jetzt lang genug Anziehtraining gemacht. Ich sehe auch, dass es Ihnen mit Ihrer alten Methode besser und schneller gelingt, sich anzuziehen. Machen sie das bitte wieder so. Tut mir leid, dass ich Sie so lange gequält habe."

Herr Poler sagte nichts. Er redete noch nie viel – auch später nicht. Er lächelte nur und sah ein bisschen erleichtert aus.

Am nächsten Tag fuhr er freiwillig mit seinem Rollstuhl zum Gedächtnistraining in die Ergotherapieabteilung.

Eine zusätzliche Belohnung für mich. Belohnt wurde ich ja schon dadurch, etwas Entscheidendes gelernt zu haben. Nicht das Lehrbuch zählt,

sondern der Patient.
Sicherlich ist eine Lehrbuchanleitung hilfreich, doch sind der Theorie durchaus Grenzen gesetzt. Außerdem entstand ein guter Kontakt zu Herrn Poler. Für ihn war ich kein Fremdkörper mehr. Er aber auch nicht für mich.

Paranoia

Ich kam gerade aus dem Ergotherapieraum – in Gedanken noch bei den Vorbereitungen für das nächste Gruppenangebot – und ging gerade über den Flur, als ich die Hilfeschreie hörte. Das konnte nur Frau Baum sein! In der letzten Therapiesitzung wurde über eine geplante Zwangsmedikation gesprochen. Das Schreien klang schrecklich – voller Angst und Verzweiflung. Es ging mir durch Mark und Bein. Ich arbeitete zwar schon seit einiger Zeit in der Psychiatrie, musste aber noch nie erleben, dass einem Patienten Medikamente per Zwang verabreicht wurden. Nur gut, dass mein Beruf solche Maßnahmen nicht vorsah!

Vor kurzem übergab mir Oberarzt Dr. Krammer persönlich die ärztliche Verordnung für Frau Baum. Ich sollte versuchen ihr das Angebot der Ergotherapie näher zu bringen. Sie litt wohl schon seit zwanzig Jahren unter Verfolgungswahn, entzog sich bislang jedoch erfolgreich jeder Therapie. Die 65 Jahre alte Clara Baum wurde von der Polizei zu uns in die Klinik gebracht, weil sie eine Mitarbeiterin des Gesundheitsamtes bedroht hatte, die nichts gegen Frau Baums Vermieter unternehmen wollte. Frau Baum jedoch beschuldigte ihre Vermieter, ihr Trinkwasser vergiftet zu haben. Außerdem habe sie durch die Zimmerdecke erlauscht, dass das Vemieterehepaar sie zu Sexor-

gien zwingen wolle.
Als die Angestellte des Gesundheitsamtes Frau Baum darauf hinwies, dass diese Anschuldigungen wenig glaubhaft seien, beschimpfte Frau Baum sie, drohte ihr Schläge an und lief davon. Die verständigte Polizei suchte die verstörte Frau daraufhin in ihrer Wohnung auf und verbrachte sie nach rasch erteiltem Beschluss in die Psychiatrie.

Nach der Zwangsmedikation und den mir immer noch in den Ohren klingenden verzweifelten Schreien stand mein Entschluss fest, möglichst schnell mit der Patientin Kontakt aufzunehmen.
Noch am gleichen Tag besuchte ich Frau Baum in ihrem Zimmer. Sie saß auf dem Bett, eine Zeitschrift in der Hand. Sie war untersetzt, zwei tiefe Labialfalten zogen sich von ihren Nasenflügeln zum Kinn.
Ich stellte mich als der für die Station zuständige Ergotherapeut vor und streckte ihr die Hand hin. Sie ignorierte sie und musterte mich misstrauisch.
„Ich möchte Sie gern zur Ergotherapie einladen“, fuhr ich fort. „Wir haben dort unterschiedliche handwerkliche Angebote, die Sie nutzen können.“
„Ich will mit Ihnen nichts zu schaffen haben!“, entgegnete sie erbost und laut. „Scheren Sie sich weg! Ihr steckt ja doch alle unter einer Decke. Wenn Sie ein Mensch wären, würden Sie mir hier heraushelfen. Das ist Freiheitsberaubung, was Ihr

hier treibt."
Ich blieb gelassen. Ich kannte solche Reaktionen.
„Gut, Frau Baum. Das Angebot steht. Das ist alles, was ich für Sie tun kann. Ich werde Sie aber demnächst noch einmal ansprechen. Schönen Tag noch wünsche ich Ihnen." Mit einem Kopfnicken verabschiedete ich mich und verließ das Zimmer.
Drei Tage später auf dem Stationsflur sprach mich Clara Baum an.
„Entschuldigen Sie. Kann man bei Ihnen in der Ergotherapie auch auf Seide malen?"
„Kann man." Ich ließ ihr Zeit.
„Ja … äh …, ich würde dann gern Seidenmalen. Ich habe mir das überlegt. Nur hier herumsitzen …, wissen Sie …"
„Weiß ich. Freut mich, dass Sie sich dazu entschließen konnten. Ich hole Sie in einer Viertelstunde ab, dann geht's los."

Damit war das Eis gebrochen. Clara Baum begann mit Seidenmalen, versuchte sich dann am Korbflechten und anschließend an Tonarbeiten. Dies schien ihr Spaß zu machen und sie probierte verschieden Techniken aus.
Parallel dazu entfaltete die verabreichte Depotspritze ihre Wirkung, die dazu führte, dass Clara Baum sich bereit erklärte, die Medikamente freiwillig einzunehmen. Dies nun in Tablettenform. Ihr

Misstrauen gegenüber dem Klinikpersonal blieb aber noch bestehen. Eine Ausnahme davon bestand in meiner Person. Zu mir schien Frau Baum Vertrauen aufbauen zu können. Schon häufig erwies es sich, dass Patienten zu mir – in meiner Rolle als Ergotherapeut – im Gegensatz zu anderen Berufsgruppen der Klinik – leichter Vertrauen fassten. Die Menschen auf den Stationen sahen mich in meiner Privatkleidung – also nicht in Weiß wie die Pflegekräfte und auch nicht im Kittel wie die Ärzte. Außerdem forderten wir Ergotherapeuten weniger als andere Berufsgruppen. Die Angebote der Ergotherapie stellten und stellen tatsächlich ein Angebot dar. Man kann niemanden zu Kreativität zwingen.

Mit der Zeit stabilisierte sich das Vertrauensverhältnis, und es gelang mir, mit Frau Baum über ihre Erkrankung zu reden: Die Patientin hatte während einer Zeitspanne, die sich über Jahrzehnte erstreckte, keine Krankheitseinsicht zeigen können. Der Einfluss der Medikamente ermöglichte Clara Baum eine andere Sichtweise auf ihre psychische Situation. Der erste Schritt zur Akzeptanz ihrer Erkrankung und ihrer Person war somit getan.

Nach insgesamt sechs Monaten Klinikaufenthalt konnte Clara Baum entlassen werden.

Später erschien sie einmal im Monat zu einem Gesprächstermin mit Dr. Kammer, zu dem sie

mittlerweile ebenfalls ein stabiles Vertrauensverhältnis aufbauen konnte. Ihre Medikation erwies sich als gut eingestellt und zu ihren Vermietern konnte sie wieder ein gutes Nachbarschaftsverhältnis pflegen.
Alljährlich zu Weihnachten erhielt die Station eine Einladung Frau Baums zum Adventsmarkt in ihrem Wohnort. Dort betrieb sie einen Verkaufsstand und bot ihre selbst getöpferten Artikel an! Es erfolgte nie wieder eine stationäre Aufnahme.

Der Frisörtermin

Erst wenige Tage im Einsatz innerhalb der Gerontopsychiatrie ereilte mich ein völlig unerwartetes Erlebnis. Involviert waren eine Patientin und eine Raumpflegerin.

Frau Schäfer, eine Langzeitpatientin, litt schon seit Jahren an einer Schizophrenie. Momentan schien die Medikation der alten Dame recht gut eingestellt, denn es quälten sie keine ihrer Halluzinationen, unter denen sie sonst leiden musste. Ihre Motivation, das Angebot der Ergotherapie anzunehmen, tendierte dennoch gegen Null. Meine Kollegin versuchte, sie zur Teilnahme an der Singgruppe zu bewegen – leider ohne Erfolg. Ich sprach sie darauf an, ob sie vielleicht Lust hätte, mit mir „Colorama“ zu spielen, ein Spiel, in dem man Farben und Formen zuordnet. Ebenfalls ohne Erfolg.

Bis zu diesem Morgen.

Ich zeigte Frau Schäfer ein Memoryspiel und erkundigte mich, ob sie es mit mir spielen würde. Auf den Memorykarten befanden sich Abbildungen von Wildtieren, die ihr wohl gefielen – denn sie sagte begeistert zu! Die Gunst der Stunde nutzend, bot ich ihr an, jetzt gleich vor Ort im Tagesraum zu spielen, denn mir kamen Bedenken, dass Frau Schäfers Motivation den Weg zu den Räumlichkeiten der Ergotherapie nicht überstehen würde. Sie äußerte keine Einwände und wir setzten uns an einen der kleinen Tische im Tagesraum. An den übrigen dösten Patienten vor sich hin.

Ich begann das Spiel in der einfachsten Variation, um Frau Schäfer nicht zu überfordern: Jede aufgedeckte Karte blieb offen liegen. Frau Schäfer nahm daran keinen Anstoß. Sie zweifelte nicht daran, dass man ihrem Intellekt nicht trauen würde. Ihrem Intellekt traute ich durchaus, jedoch nicht ihrer Erkrankung und dem langen Aufenthalt in der Psychiatrie. Meinen Informationen zufolge, half Frau Schäfer früher in der psychiatrieeigenen Küche. So etwas wie Ergotherapie existierte zu ihrer Zeit nicht und die Langzeitpatienten kannten es nicht, „unnütze Sachen" zu machen – wie manche Patienten das Angebot der Ergotherapie beschrieben.

Frau Schäfer jedenfalls begeisterte momentan ihr „unnützes Tun" und legte fleißig ihre Karten aus. Da wurden wir unterbrochen.

Frau Megge, die Reinigungskraft der Station, trat zu uns, ignorierte mich und sagte zu Frau Schäfer: „Die Frisörin ist da. Da müssen Sie jetzt hin. Kommen Sie mit."

Frau Schäfer schaute mich unsicher an und reagierte nicht auf die Aufforderung der Raumpflegerin. Diese hob wieder an: „Los! Nun kommen Sie schon mit! Die Frisörin wartet nicht lange."

„Entschuldigung. Sie sehen doch, dass ich gerade mit Frau Schäfer spiele. Das geht wohl vor."
„Wenn die Frisörin kommt, müssen die Patienten sofort zu ihr. Das war hier schon immer so." Sie neigte sich zu Frau Schäfer: „Nun kommen Sie aber endlich!"
Als die alte Dame immer noch nicht reagierte, nahm Frau Megge sie am Arm, zog sie mit all ihr zur Verfügung stehenden Kraft vom Stuhl hoch und machte sich mit ihr auf den Weg zum Flur. Ich starrte ihnen nach – völlig überrascht von einer derartigen Dreistigkeit. Ich sagte nur noch: „Das hat ein Nachspiel."
Das interessierte Frau Megge jedoch nicht im Geringsten. „Wegen mir können Sie sich ruhig beschweren. Das macht mir nichts", sagte sie patzig und entschwand mit Frau Schäfer auf den Gang.
Das Ereignis sollte aber kein Nachspiel haben. Auf der Station arbeiteten damals zwei junge Stationsärzte, denen ich die Angelegenheit empört darlegte. Sie beruhigten mich und rieten mir, die Sache auf sich beruhen zu lassen: Ich würde mir andernfalls nur eine Menge Ärger mit der Stationsleiterin und den Pflegekräften einhandeln. Denn die Raumpflegerin habe sicher in deren Auftrag gehandelt. Ich ließ mich überzeugen und unternahm nichts.
Zwei Tage später erfolgte die Visite. Als das Ärzteteam mit ihrem Anhang aus Schwestern,

Psychologen und Ergotherapeuten das Zimmer Frau Schäfers betrat, stand diese aufrecht vor ihrem Bett und erklärte mit atemloser Stimme: „Ich muss mich beschweren. Am Anfang der Woche habe ich mit dem Lehrer“, sie zeigte auf mich, „Bilder angeguckt. Dann kam die Putzfrau und hat mich zum Haareschneiden gezerrt. Ich wollte das nicht.“ Als habe sie diese Satzfolge sehr viel Kraft gekostet, setzte Frau Schäfer sich dann auf ihr Bett. Doktor Brenner erwiderte: „Ihre Beschwerde ist angekommen. Ich werde das klären.“ Er klärte es nicht. Doch wieder vor der Tür bemerkte er in meine Richtung: „Ein echter Therapieerfolg.“ Ich blickte ihn nur verdutzt an, denn diese spezielle Interpretation der Angelegenheit wäre mir im Traum nicht eingefallen. Auf Frau Schäfer war ich sehr stolz.

Die unendliche Geschichte

In den Anfängen meiner Arbeit existierte auch eine von hauptsächlich geistig behinderten Langzeitpatienten belegte Station. Während der Arbeitstherapie wurden sie meist im Gutsbetrieb eingesetzt, wo ihr Hauptarbeitsgebiet in Pflanz- und Erntearbeiten bestand. Einfach zu erlernende Tätigkeiten, zu denen diese Patienten sich imstande zeigten. Die Gespräche mit ihnen bewiesen mir, dass sie Stolz auf ihre Arbeit empfanden. Für meine Kollegin und mich stellte sich die Frage, welches Therapieangebote wir diesen Patienten würden anbieten können. Ehrlich gesagt herrschte Ratlosigkeit. Zwar arbeitete ich während eines vorangegangenen Praktikums mit geistig Behinderten, doch waren auch diese in der Arbeitstherapie eingesetzt worden. Es galt also sich einfache Tätigkeiten auszudenken, die sich mit diesem Klientel eventuell durchführen lassen würden. In der Ausbildung kamen die auf die Möglichkeiten geistig Behinderter zugeschnittenen – also möglichst einfachen – Techniken einfach zu kurz. Anfangs beschränkten wir uns auf Einzelbetreuung und einfache Klebearbeiten. Ich teilte eine Zeichenblock in der Mitte durch einen Strich. Links sollte zerknülltes Zeitungspapier und rechts Buntpapier aufgeklebt werden. Funktionierte. Aus einfachen Klopapierrollen und Buntpapier ließen sich

Fantasietiere zusammenkleben. Mich plagten jedoch Zweifel, ob dies als das Richtige für diese alten Menschen betrachtet werden konnte. Doch den „Renner“ bildete unsere Bommelproduktion. An einer Wand befestigten wir Hasendraht in der Länge von 3 x 2 Metern. Auf diese Fläche banden wir von den Patienten gewickelte Wollbommeln. Einfache Bommeln, wie man sie auf gestrickten Mützen findet. Durch die bunten Wollkugeln entstand eine farbenfrohe Landschaft, über die die Patienten gern mit den Händen strichen.

Ein Großteil Stationsbewohner nahm an dieser Aktion teil: Jeder wickelte seine Bommel, im Hintergrund spielte Volksmusik und wir legten zwei kleine Pausen ein, zu denen es Limonade und Kekse gab. Für die alten Menschen war das ein Fest! Ich erinnere mich daran, dass eine Patientin am Schluss einer dieser ersten Therapieeinheiten mit glänzenden Augen schwärmte: „Das war so schön.“

Da wusste ich, dass dieses Angebot in Ordnung war und meine anfänglichen Zweifel verschwanden gänzlich.

Irgendwann kam meine Kollegin auf den Gedanken, in dieser Gruppe etwas vorzulesen und sie begann mit Märchen der Brüder Grimm. Anschließend stellte sie Fragen zu den Märchen, die von einigen der Patienten auch beantwortet werden konnten. Ob es daran lag, dass sie gut aufgepasst hatten, oder ob sie sich aus der Kindheit an diese Märchen erinnerten, ließ sich nicht mit Gewissheit sagen. Das war aber nicht wirklich wichtig, denn als vorrangiges Ziel sollten die Patienten sich in der Gruppe wohlfühlen. Da während der Leseaktionen unter den Teilnehmern immer eine gute Stimmung herrschte, hatten wir dieses Ziel erreicht.

Mir kam dann die Idee, zur Abwechslung etwas anderes als Märchen vorzulesen. Zu diesem Zeitpunkt völlig begeistert von Michael Endes „Die unendliche Geschichte“, schnappte ich mir das Buch und nahm es mit zur Arbeit.

In einer der Gruppenstunden stellte ich das Buch vor und die Patienten protestierten nicht. Sie hörten gespannt zu, waren ganz Ohr – wie ich meinte. Mein Irrtum stellte sich am Ende der Gruppenstunde heraus, als ich Fragen zu dem Vorgelesenem stellte. Keiner der Teilnehmer konnte auch nur eine der einfachen Fragen beantworten. Weder wussten sie den Namen der Hauptperson, noch konnten sie den Titel des Buches nennen.

Doch es widerstrebte mir aufzugeben und drei Tage später las ich erneut aus der „unendlichen Geschichte“ vor. Die Zuhörer schienen, wie immer, gebannt zu lauschen. Mittlerweile allerdings misstrauisch, vollführte ich einen kleinen Test, überschlug einfach ein paar Seiten und las weiter. Seitens der Patienten erfolgte kein Protest. Also

überschlug ich gleich weitere drei Seiten ... wieder kein Protest. Nach fünf Minuten schloss ich das Buch, stellte keine Fragen mehr und sagte nur: „So geschafft. Die Geschichte ist zu Ende. Ich hoffe, sie hat Ihnen gefallen."
Von allen Seiten erhielt ich Zustimmung. Um die Sache endgültig abzuschließen kündigte ich an: „Das nächste Mal lese ich dann wieder aus Grimms Märchen vor."
Und das tat ich auch, denn hier bekam ich wenigstens Antworten auf meine Fragen.

Die Vier von Station 3

Station 3: eine Abteilung mit ausschließlich männlichen Langzeitpatienten. Vier davon befanden sich aus irgendwelchen Gründen nicht in der Arbeitstherapie. Vielleicht stellten sie sich zu ungeschickt an oder verweigerten die Arbeit. Jedenfalls hielten sie sich meist auf der Station auf und warteten: Vom Frühstück aufs Mittagessen, vom Mittagessen aufs Kaffeetrinken, und vom Kaffeetrinken aufs Abendbrot. Also meldete sie der Stationspfleger bei uns an, als er hörte, dass es im Gerontobereich eine Ergotherapie gab.

Alle erschienen pünktlich zum ersten Termin. Man hatte ihnen erklärt, wo die Ergotherapie zu finden sei – und sie fanden den Weg tatsächlich! Keiner hatte das Weite gesucht, was. Schon als sehr positiv bewertet werden konnte. Diese Gruppe übernahm ich allein.

Die vier alten Herren standen vor mir wie die Orgelpfeifen. Ich bat sie, Platz zu nehmen. Das taten sie. Keiner sagte ein Wort. Es gab für sie vier vorbereitete Arbeitsplätze. Auf jedem Platz lagen Illustrierte, Schere und Klebestift, in der Mitte fand sich ein großer Bogen Plakatkarton. Ihre Aufgabe bestand darin, aus den Zeitschriften Personen oder Gegenstände, die ihnen gefielen, auszuschneiden und auf den Karton zu kleben. Vier Augenpaare schauten mich nur an und vier Köpfe

nickten. Dann begannen sie mit der Inspektion der Illustrierten. Allerdings schnitt keiner von ihnen etwas aus.
Ich schnappte mir also auch eine Illustrierte, schnitt einen Fernsehapparat aus und klebte ihn auf den Pappkarton. Mein Beispiel schien zu zünden. So nach und nach nahm sich jeder eine Schere und begann auszuschneiden.
Das Ergebnis am Ende der Stunde war schon sehenswert: In der Mitte der Collage prangte mein Fernseher – umringt von irgendwelchen TV-Schönheiten. Meine Herren hatten sich nur für die Damen interessiert und sie ausgeschnitten.
Immerhin ein Anfang! Der erlaubte, mir Gedanken um die nächsten Therapieeinheiten zu machen.
Es folgte malen mit Wasserfarben, bemalen von Gipsformen, sowie einfache Tonarbeiten – Tonplatten, in die Gräser gedrückt wurden – und schließlich Krüge und Becher, die mit Gießtonformen hergestellt wurden.
Ich befasste mich jahrelang mit diesen Patienten und kam ihnen leider nicht näher. Sie hielten Abstand. Diese Distanz wahrten sie aber zu jedem, ob Arzt, Pfleger oder Sozialarbeiter. Es blieb mir ein Geheimnis, welche Erfahrungen diese Menschen hinter sich hatten. Alle litten schon lange unter einer unheilbaren Schizophrenie, die sich lediglich lindern ließ und lebten seit Ewigkeiten in der Psychiatrie.

Sie erschienen immer pünktlich zu den Therapieeinheiten und erweckten daher den Eindruck, dass, die Sache ihnen Spaß bereitete. In der Anfangsphase gab es für sie drei Termine pro Woche. Später nur noch zwei. Drei Termine erschienen mir nicht viel und irgendwie schaufelte ich noch freie Zeit heraus, um den Patienten einen zusätzlichen Termin anzubieten. Ich freute mich schon auf die schöne Überraschung, die ich ihnen damit schenken konnte.

Die Gruppenstunde in der wir mit Peddigrohr arbeiteten, endete. Jeder hatte einen Übertopf geflochten. Sie sollten der Station zugute kommen, die Patienten selbst hätten damit nichts anzufangen gewusst.

„Bevor Sie gehen, will ich Ihnen noch etwas Erfreuliches mitteilen. Ab nächste Woche haben Sie noch einen Ergotherapietermin mehr. Sie können auch am Donnerstagnachmittag zu mir kommen. Ich habe das Herrn Schnabel, ihrem Stationspfleger schon mitgeteilt.“

Die vier Patienten starrten mich mit großen Augen an. Sie schwiegen. Dann ein Stöhnen von Herrn Lappelt. „Oh, das geht doch nicht. So viel Zeit habe ich nicht.“

Hörte ich nicht richtig? Keine Zeit? Drei Termine wöchentlich und keine Zeit? Ich gab meinem Erstaunen Ausdruck.

Er antwortete: „Ich habe wirklich keine Zeit.

Glauben Sie mir."
„Was haben Sie denn die ganze Woche zu tun?"
„Ich muss mich vorbereiten?"
„Vorbereiten? Auf was denn?"
„Auf meine Entlassung. Wenn ich entlassen werde, muss ich alle meine Sachen fertig haben."
Ich musste sehr an mich halten, um nicht zu lachen. Aus Herrn Lappelts Akte ging hervor, dass er seit vierzig Jahren als Patient in der Psychiatrie lebte. Trotz der Tragik seiner Situation wirkte es leider sehr absurd, das Wort „Entlassung" aus seinem Mund zu hören. Was er allerdings mit „Sachen" meinte, blieb unklar. Es spielte aber auch keine Rolle. Klar war jedenfalls, dass ihm der zusätzliche Termin nicht zusagte. Die Frage, die sich jetzt stellte: Wie sah es mit den anderen dreien aus?
„Was ist mit den Anderen? Haben Sie denn Lust auf den neuen Termin?"
Alle schüttelten den Kopf.
Tja, so kann man sich täuschen, dachte ich nur. Da wollte man etwas Gutes tun – und es klappte nicht.
„Na gut", beschloss ich, „dann lassen wir den Termin sausen und Sie bleiben auf der Station."
„Nein, das geht doch nicht." Herr Lappelt machte den Sprecher für alle.
Mein verblüffter Blick ruhte auf ihm. Mit Widerstand rechnete ich nun eigentlich nicht mehr.

„Warum geht das nicht?“
„Wir bekommen dann Ärger mit dem Stationspfleger. Der schickt uns immer zu Ihnen. Wir sollen hier mitmachen. Wenn wir das nicht tun, haben wir nichts mehr zu lachen, hat er gesagt.“
Tja, so sah die Sache also aus! Derartiges kam mir nicht zum ersten Mal zu Ohren: Die Langzeitpatienten wurden unter Druck gesetzt, damit sie an der Ergotherapie teilnahmen. Das hing einfach damit zusammen, dass die Stationspfleger die Anordnungen der Ärzte befolgten. Ergotherapie wurde verordnet, also mussten die Patienten auch teilnehmen. Wie es aussah, zeigte sich ein Großteil der Langzeitpatienten jedoch nicht gerade begeistert davon. Sehr schade. Mir wäre es lieber gewesen, dass die Patienten dieses Angebot freiwillig annahmen. Würde man es ihnen aber freistellen, säße ich wahrscheinlich ohne Patienten da und könnte mich selbst therapieren. Was also tun? Immerhin empfand ich Erleichterung darüber, dass der Druck nicht von mir ausging. Es schien mir an der Zeit für eine pragmatische Lösung, also teilte ich der Stationsleitung mit, dass mir für Station 3 weniger Zeit als geplant zur Verfügung stünde. Meine vier unwilligen Herren erhielten weiterhin nur zwei Termine pro Woche. Sie erfuhren jedoch nicht, warum, aber waren zufrieden damit.
Beschwerden erfolgten keine mehr von ihnen und

unsere Zusammenarbeit entwickelte sich recht gut. Sie kamen regelmäßig, erledigten alle gestellten Aufgaben, Freude an ihrem Tun kam leider nicht auf. Meine Kollegin und ich überlegten, was man den alten Herren noch anbieten könnte.

Auf dem Klinikgelände gab es ein privat geführtes Gasthaus. Hier bekam man mittags kleine Gerichte, nachmittags Kaffee und Kuchen. Wir verfielen auf den Gedanken, mit Patienten regelmäßig zum Kaffeetrinken zu gehen und erörterten die Angelegenheit in einer der regelmäßig stattfindenden Stationsbesprechungen. Die Idee wurde sehr positiv aufgenommen und die Sache war beschlossen. Die erforderlichen Finanzen für diese Aktion konnten bei der Klinikverwaltung beantragen, denn es gab den sogenannten „Sozialfonds", der für betreffende Aktivitäten bereitstand.

Einmal im Monat ging ich also mit den „Vier von Station 3", wie meine Kollegin und ich die Gruppe nannten, zum Kaffeetrinken. Da sah ich dann doch glücklicherweise ab und zu ein Lächeln über die Züge der Patienten huschen.

Der Direktor

„Das ist gut, dass Sie mir beim Anziehen helfen wollen. Ich habe immer nur auf dem Büro gearbeitet und kann das nicht so gut.“
Das erwiderte der ehemalige Direktor eines Elektronikbetriebes auf das Angebot meiner Hilfe beim Ankleiden. Er war vor zwei Tagen mit einer fortgeschrittenen Demenz in der Klinik eingeliefert worden. Die Pflegekräfte stellten fest, dass ihn selbstständiges Anziehen überforderte und baten mich zur Hilfe.
Herr Daubner wirkte angespannt und schien sehr unter Druck zu stehen – wie ich es von vielen dementen Menschen kannte, von denen die Erkrankung noch nicht vollends Besitz ergriffen hatte. Sie registrierten noch, dass sie nicht wussten, wo sie sich aufhielten und nicht wussten, was gerade anstand.
Herr Daubner befand sich mit Sicherheit schon in erneuter Unkenntnis darüber, wer ich war und was ich von ihm wollte. Das Beste in diesen Situationen: Einfach beginnen. Der alte Herr erhielt die entsprechenden Anweisungen und in seiner Hilflosigkeit befolgte er sie, so gut er konnte. Immerhin klappten Körperhygiene und das Ankleiden mit meiner Hilfestellung recht gut, sodass das Procedere in fünfundzwanzig Minuten erledigt war. Anschließend geleitete ich Herrn Daubner in

den Tagesraum, wo sich schon alles für das Frühstück vorbereitet darbot. Tassen, Teller und Besteck befanden sich bereits auf den Tischen und in der kleinen Stationsküche, neben dem Tagesraum, hörte man die Stationshilfe mit der Brotschneidemaschine hantieren.
Gemäß des an einer der Wände angehefteten Sitzplans, führte ich Herrn Daubner an seinen Platz.
„Es gibt gleich Frühstück. Bleiben Sie hier sitzen, es werden noch andere Patienten kommen, dann geht es los."
Ich gab ihm die Hand, um mich zu verabschieden, doch er hielt sie fest und sagte: „Bleiben Sie bitte hier. Ich bin hier fremd und kenne niemand. Helfen Sie mir."
Ich machte mich sanft von ihm los. „Ich muss jetzt leider weg. Es wird aber gleich jemand vom Pflegepersonal kommen und sich um Sie kümmern. Wir sehen uns nachher wieder. Ich komme mit meiner Kollegin und wir werden hier im Tagesraum ein paar Volkslieder singen." Ich verließ den Raum, Herr Daubner sah mir flehend nach. Sehr bedauerlich, aber meinerseits bestand leider nicht die Möglichkeit, mich weiter um ihn kümmern, denn es musste die anstehende Werkgruppe für die Depressivenstation vorbereitet werden, die nach dem Frühstück in der Ergotherapieabteilung stattfinden würde. Aber nach dieser Gruppe würde

ich wieder Kontakt zu Herrn Daubner suchen, denn dann fand die angesprochene Singgruppe auf der Dementenstation statt.
Das Anziehtraining mit Herrn Daubner diente nicht dem Zweck, wieder zu erlernen sich ohne Hilfe anzukleiden. Es handelte sich tatsächlich nur um eine Hilfestellung, bot aber gleichzeitig die Möglichkeit des wichtigen Kontaktaufbaus zum Patienten. Ich war zwar ziemlich sicher, dass Herr Daubner mich anlässlich unserer nächsten Begegnung nicht erkennen würde, doch nach weiteren Begegnungen würde er mich zumindest als eine ihm bekannte Person einordnen können. Nicht mehr und nicht weniger.

Ich hatte gerade die Tische an die Wände gerückt und Astrid, begann die Stühle zum Stuhlkreis zu stellen, als die ersten Patienten, die vorher auf den Stühlen im Stationsflur saßen, neugierig nachschauten, was denn im Tagesraum vor sich ging. Nach dem Frühstück versammelten sich regelmäßig alle auf dem Korridor. Einer machte den Anfang und nahm im Flur Platz. Der Rest folgte. Das heißt: nicht alle. Es gab immer den ein oder anderen Individualisten, der mit oder ohne Rollator seine Kreise über den langen Gang zog.
Wir wiesen den Patienten einen Platz an und verteilten die Liederhefte. Herrn Daubner entdeckte ich noch nicht. Doch da öffnete sich der Eingang

zur Herrentoilette und er trat heraus. Registrierend, dass sich der Großteil der Patienten im Tagesraum befand, steuerte auch er auf uns zu. Ich bat ihn, Platz zu nehmen. Das tat er und schaute sich interessiert um. Astrid hatte mittlerweile vor dem mitgebrachten Keyboard Platz genommen und wartete auf den Einsatz für das erste Lied. Ich schlug zu Beginn in der Regel das Lied „Kein schöner Land“ vor, weil die meisten Patienten dieses Volkslied erfahrungsgemäß kannten. Doch heute wurde ich nach meinem Vorschlag direkt unterbrochen: „Halt! Das geht so nicht. Sie können hier doch nicht einfach so bestimmen. Da muss doch abgestimmt werden.“
Es war Herr Daubner, der mich so vehement in die Schranken wies. Ich fühlte mich etwas perplex. „Abstimmen?“
„Ja, abstimmen! Wir sind hier in einer Versammlung und da muss natürlich abgestimmt werden.“ Herr Daubner stand vor mir und stützte beide Fäuste in die Hüfte.
Mir schwante, was in Herrn Daubners Kopf vorgehen mochte. Darum erklärte ich: „Herr Daubner, Sie wissen, dass ich heute hier den Vorsitz habe. Und als Vorsitzender habe ich, wie Sie sicher wissen, zu bestimmen, wie wir heute vorgehen müssen.“
Herr Daubner blickte mir ins Gesicht, ließ die Arme sinken und sagte: „Natürlich, wenn Sie den

Vorsitz haben ... Das wusste ich nicht. Entschuldigung. Dann machen Sie mal ..." Er trat drei Schritte zurück, schaute sich um und nahm auf dem hinter ihm stehenden Stuhl Platz. Während der folgenden fünfundvierzig Minuten sang er jedes Lied mit. Er bat auch darum, sein Lieblingslied „Die Gedanken sind frei" zu singen. Was wir natürlich gerne taten.

Zwei Tage später kam es zu einer ähnlichen Situation. Ich plante im Tagesraum der Dementenstation einen Diavortrag. Wir verfügten über verschiede Diareihen: *Ernte im Gemüsegarten*, *Von der Saat zur Ernte, Unsere Haustiere, Vom Korn zum Brot* und unser Renner: *Tiere des Waldes*.
Heute standen *Tiere des Waldes* auf dem Programm. Als ich die Station betrat, saßen die meisten Patienten im Tagesraum. Im Begriff, den fahrbaren Projektionswagen in den Tagesraum zu schieben, wurde mir der Weg von Herrn Daubner verstellt.
„Was wollen Sie hier? Sie können uns jetzt nicht stören. Wir wollen unsere Ruhe."
„Ich wollte Ihnen und den anderen Patienten ein paar Dias zeigen. Die Diareihe *Tiere des Waldes*."
Herr Daubner schaute mich unwillig an. „Das geht jetzt nicht. Kommen Sie doch morgen."
Ich unternahm den Versuch, ihn auf seiner Ebene abzuholen und antwortete: „Ich habe nur diesen

einen Termin für Sie frei. Es geht nur heute. Es wäre schade, wenn die ganze Sache ins Wasser fallen müsste. Vielleicht könnte man ja doch ..."
Her Daubner zeigte sich nun ganz von einer jovialen Seite: „Ja, wenn das so ist ..."
Er ging in den Tagesraum voraus, winkte mich herein und erläuterte den anderen Patienten: „Entschuldigen Sie. Hier ist ein Herr, der möchte gern einen Vortrag halten. Ich denke, wir sollten die Möglichkeit nutzen und den Vortrag hören."
Die anderen Herrschaften zeigten sich damit einverstanden, Herr Daubner nahm Platz und gab mir huldvoll das Zeichen zum Beginn. Nach dem Diavortrag erntete ich sogar Applaus – natürlich von Herrn Daubner angestimmt.

Herr Daubner verblieb für die Dauer von vier Wochen auf der Station. Er wurde anschließend in ein Altenheim verlegt, da er allein lebte und sich nicht mehr selbst versorgen konnte.

Seidenmalen – und eine sich selbst erfüllende Prophezeiung

Frau Seiher, eine ehemalige Krankenschwester, befand sich zum dritten Mal in der Klinik. Sie überragte mich um mindestens zehn Zentimeter, hatte deutliches Übergewicht und trug ihr dünnes, strähniges Haar bis zu den Schultern. Sie kleidete sich während ihrer Aufenthalte in der Klinik durchgängig in dasselbe, etwas zu kurz geratene, sackähnliche und graue Kleid. An den Füßen trug sie Sandalen mit einem Riemen und keine Strümpfe. Ihre nackten Beine wiesen einige offene Hautstellen auf. Ihr Äußeres präsentierte sich also wenig ansprechend und erschwerte es, Sympathie für sie zu empfinden.

Sie verließ ihr Zimmer nur zu den Mahlzeiten, was bedeutete, dass sie nicht am Ergotherapieangebot teilnahm. Anlässlich ihrer vorherigen Aufenthalte nahm sie das eine oder andere Mal am Wahrnehmungs- und Gedächtnistraining teil.

Die neue Stationsärztin toleriert die Nichtteilnahme an der Ergotherapie natürlich nicht. Sie zitierte also Frau Seiher zu einem Einzelgespräch in ihr Büro. Nach diesem Gespräch teilte mir die Stationsärztin mit, Frau Seiher sei zu einer einzeltherapeutischen Betreuung bereit.

Einzeltherapie erfolgte für Patienten mit Proble-

men in Gruppen von Menschen. Sozusagen als Vorstufe zur Gruppentherapie, die im Anschluss folgen sollte. Möglich, dass dieses Procedere für Frau Seiher das Richtige darstellte.
Ich beabsichtigte, die Patientin in ihrem Zimmer aufzusuchen, um die Therapie mit ihr zu besprechen, klopfte forsch an die Zimmertür, öffnete und trat ein. Frau Seiher lag auf dem Bett und starrte an die Decke.
„Guten Tag Frau Seiher. Wir kennen uns ja schon von ihren letzten Besuchen hier. Frau Rosen sagte mir, dass sie an der Ergotherapie teilnehmen möchten." Ich hätte den Einstieg in das Gespräch auch anders wählen können, doch es ging mir darum zu erfahren, wie ernst es Frau Seiher mit einer Teilnahme an der Ergotherapie tatsächlich meinte.
„Möchte ist zu viel gesagt. Frau Rosen hat mich vor die Wahl gestellt, die Klinik zu verlassen oder an der Ergotherapie teilzunehmen."
„Und was möchten Sie wirklich?"
„Ich möchte eigentlich von Oberarzt Doktor Brenner behandelt werden und nicht von Frau Rosen."
Etwas in dieser Richtung dachte ich mir schon, denn ihr letzter behandelnder Arzt war Doktor Brenner.
„Das können Sie gern am Donnerstag während der Visite ansprechen. Da ist Herr Doktor Brenner ja anwesend. Jetzt müssen wir besprechen, was

Sie in der Ergotherapie machen könnten."
„Das überlasse ich ganz Ihnen. Sie sind der Fachmann und müssen wissen, was für mich wichtig ist."
Zwar Fachmann, wusste ich dennoch nicht, was für Frau Seiher wichtig wäre. Ich ließ mich jedoch nicht unter Druck bringen und schlug ihr – wie bereits im Vorfeld überlegt – vor ein Seidentuch zu bemalen.
Das Seidenmalen nahmen wir in unser Repertoire auf, weil es einfache Techniken gab, mit denen auch ein Ungeübter gute Ergebnisse erzielt. Man konnte ein Seidentuch auf einen Rahmen spannen, es befeuchten und dann mit unterschiedlichen Farben bemalen. Streute man ein spezielles „Effektsalz" auf das Tuch, wurde der Seide an diesen Stellen Farbe entzogen und es entstanden ansprechende Muster. Bei der anderen von uns angewandten Technik wurde ein Seidentuch angefeuchtet, zerknüllt und auf einer Plastikunterlage mit Farbe betupft. Auch hier konnte man das Effektsalz einsetzen. Durch beide Techniken entstanden immer schöne Tücher. Sozusagen eine todsichere Sache.
Frau Seiher erklärte sich mit dem Seidenmalen einverstanden und entschied sich für die Technik mit dem Rahmen.
„Schön", sagte ich, „ich werde alles vorbereiten, morgen Vormittag hole ich Sie zu ihrem Termin

ab."
Frau Seiher sah ernst zu mir hin. Sie war in ihrem Bett liegen geblieben und hatte sich die ganze Zeit nicht gerührt. „Ja, ich will Ihnen aber gleich sagen, das Malen wird bei mir nicht gelingen. Das weiß ich."

Ich schüttelte den Kopf. „Glauben Sie mir Frau Seiher. Das wird Ihnen gelingen. Seidenmalen ist eine einfache Technik, mit der man aber schöne Ergebnisse erzielt. Es wird Ihnen gelingen. Ich bin davon überzeugt."

„Ich nicht", entschied sie, drehte sich zur Wand und schwieg. Ich fühlte mich somit entlassen, verabschiedete mich und ging.

Um zehn Uhr am nächsten Tag holte ich Frau Seiher ab und führte sie in den Ergotherapieraum. Ich hatte alles vorbereitet: das Seidentuch auf den Rahmen gespannt, sowie Pinsel, verschiedene Seidenmalfarben und das Effektsalz bereitgelegt. Frau Seiher band sich die dargebotene Schürze um, blickte mich mit Märtyrermiene an und sagte: „Ich betone es noch mal: Das Vorhaben wird nicht gelingen. Nicht bei mir."

Nun gut, wie sie meinte. Es würde schon klappen! Das funktionierte bisher bei jedem Klienten also auch bei ihr. Und das sagte ich ihr auch: „Diese Technik ist bisher noch jedem Patienten gelungen. Und das wird auch Ihnen gelingen. Glauben Sie mir."

Sie schüttelte den Kopf und fragte mich, was sie nun tun solle. Ich ließ sie Farben für das Tuch wählen, zeigte ihr, wie man das Tuch befeuchtete und wie man danach die Farbe auftrug. Sie hielt sich an alle meine Anweisungen, trug die Farbe gleichmäßig auf und verteilte das Effektsalz in der richtigen Dosierung. Alles sah aus wie immer. „Schön“, bemerkte ich, „das ist Ihnen gut gelungen. Das Salz wird jetzt noch etwas Farbe aus dem Tuch ziehen, was sehr schöne Effekte ergibt. Das dauert aber einige Zeit. Das Ergebnis können wir uns dann morgen anschauen.“
Frau Seihers Gesicht blieb ausdruckslos. „Naja“, meinte sie nur, „bis morgen.“ Dann ging sie.
Am nächsten Morgen dann die große Überraschung – für mich. Das Salz hatte seine Wirkung getan und wirklich schöne blumenartige Muster im Tuch gebildet. Bis auf die untere Seite: Dort hatte das Salz von einem circa fünfzehn Zentimeter breiten Streifen des Tuchs die Farbe aufgesaugt. Dort befand sich nicht einmal mehr ein einziger Klecks Farbe. Das Tuch sah einfach schlimm aus! Es ist mir bis heute ein Rätsel, wie das passieren konnte. Etwas derartiges kam auch nie wieder vor. Nur bei Frau Seiher. Hier gab es auch nichts auszubessern: Farbe und Tuch waren trocken. Würde man hier mit Seidenfarbe ausbessern, würde man das Tuch nur „verschlimmbessern“.
Mir blieb nichts anderes, als Frau Seiher das Tuch

zu zeigen.
„Ich habe es Ihnen ja gesagt. Sie wollten mir nicht glauben.“ Doch zeigte ihre Miene keine Genugtuung, sondern nur Enttäuschung. Enttäuschung, die ich mit ihr teilte.
Doch verband uns dieses gemeinsame Missgeschick auf besondere Art und Weise. Wahrscheinlich, weil wir beide den Misserfolg nicht an die große Glocke hängten und somit ein gemeinsames Geheimnis teilten. Frau Seiher fasste Vertrauen zu mir und mir kam sie – trotz unverändertem Äußeren – nicht mehr abstoßend vor.
Einen erneuten Versuch in der Seidenmalerei wollte Frau Seiher nicht starten. Ich konnte sie aber dazu bewegen, mit dem Stäbchenwebgerät eine Stuhlauflage anzufertigen. Diesmal ein gelungenes Projekt! Wir freuten uns beide sehr darüber.

Die Zigarette

Auf jeder Station herrschte eine andere Atmosphäre. Auf der einen beschlich mich das Gefühl, als wehe ein kalter Wind, sobald man die Stationstür öffnete – wohingegen bei der anderen ein warmer Ofen zu brennen schien. Wie auf Station 13. Das lag natürlich daran, wie so eine Station geführt wurde, also wie der Stationsleiter sein Schiff durch die Wellen des Psychiatriemeeres navigierte.

Der Leiter der Station 13 – etwa sechzig Jahre alt – verhielt sich auch uns Ergotherapeuten gegenüber offen und aufgeschlossen.

Ich weiß nicht mehr, was wir in der Gruppe veranstaltet hatten. Jedenfalls handelte es sich allesamt um Langzeitpatienten, die auf sehr vertrautem Fuß miteinander standen. Ich hatte den Eindruck, dass sich diese Patienten wie eine Familie fühlten. Die Episode, von der ich berichten will, fand zu einem Zeitpunkt statt, als alle Gruppenangebote sich jeweils über einen Zeitraum von eineinhalb Stunden erstreckten. Normalerweise mussten alle Patienten von den Stationen zur Ergotherapie abgeholt werden. Die schon erwähnten vier Patienten von Station 3 waren selbstständig genug, um den Weg allein zu finden. Der Rest der Langzeitpatienten erwies sich einfach als zu unselbstständig oder zu krank, als dass man sie ohne

„Leitschaf" auf den Weg zur Ergotherapie hätte schicken können. Das lag an der damaligen Struktur der psychiatrischen Krankenhäuser: Man traute den Patienten wenig Eigenständigkeit zu und half ihnen zu viel. Sie wurden „verwahrt". Punkt. Heute ist das glücklicherweise nicht mehr so.

Bis wir alle Teilnehmer gesammelt hatten und uns auf den Weg in die Therapieräume begeben konnten, verging viel Zeit. Um deswegen einen Ausgleich zu schaffen, dauerten diese Gruppen eineinhalb Stunden. Dieser Zeitrahmen erwies sich natürlich für viele der Patienten als zu ausgedehnt, um bis zum Schluss konzentriert mitzuarbeiten. Also erfolgte nach vierzig Minuten eine Viertelstunde lang Pause in der es vorbereitete Schalen mit Keksen und Apfelsaftschorle von den Stationen gab.

Es befanden sich natürlich auch Raucher unter den Patienten. Ich selbst rauchte damals auch, hatte also volles Verständnis für deren Sucht. Im Flur vor der Ergotherapie stand ein riesiger Aschenbecher und hier in der „Raucherecke" durfte gepafft werden. Ich qualmte ebenfalls in der Rauchpause und gab auch gelegentlich eine Runde Zigaretten aus. Das gefiel den Rauchern sehr, da ihre Zigaretten normalerweise rationiert wurden.

Als ich nun heute die Rauchpause einläutete, hob

Herr Sinnig – vierundsiebzig Jahre alt, schon viele Jahre Patient und mit bemerkenswert schwarzem Haar – seinen Zeigefinger.

„Was ist Herr Sinnig?“

„Ich möchte auch rauchen. Haben Sie eine Zigarette für mich?“

Herr Sinnig rauchte? Ich hatte ihn noch nie qualmen gesehen.

„Sie rauchen? Das wusste ich nicht.“

„Ja, ja, ich rauche. Schon lange.“

Da stand ich nun. Ich war fest davon überzeugt, dass er Nichtraucher war. Aber wenn er es doch selbst sagte? Vielleicht paffte er bisher nur auf der Station und es entzog sich meiner Kenntnis? Durchaus möglich.

„Gut. Dann kommen Sie mit in die Raucherecke und lassen Sie uns eine rauchen.“ Ich holte meine Zigarettenpackung aus der Tasche und bot Herrn Sinnig eine Zigarette an. Da mich nun auch die anderen Raucher erwartungsvoll ansahen, erhielten auch sie einen Glimmstängel.

Als ich dann Herrn Sinnig Feuer für seine Zigarette gab, änderte sich die entspannte Situation schlagartig: Der angebliche Raucher zog derart stark an der Zigarette, dass ihre Glut hell aufglühte und sie sekundenschnell bis auf die Hälfte herunterbrannte. Ein weiterer gieriger Zug, und sie war aufgeraucht.

„Ich muss mich setzen“, sagte Herr Sinning und

tastete mit beiden Händen suchend ins Leere. Ich gab ihm meinen Arm, stützte und führte ihn zurück in den Ergotherapieraum, wo er sich auf seinen Platz setzte.
Das Nächste, was ich von ihm hörte, war: „Mir ist schlecht."
Der alte Herr war mittlerweile im Gesicht auch weiß wie frisch gefallener Schnee. Mir sackte mein Herz in die Hose: Es stand zu befürchten, dass er gleich kollabieren würde. Dass Herr Sinnig vorgeblich rauchte, entsprach mit Sicherheit nicht der Wahrheit!
„Ich bringe Sie auf Station", war alles, was ich herausbringen konnte. Und genau das tat ich.
Als der Stationspfleger Herr Gundlach uns den Stationsflur betreten sah, eilte er mir gleich entgegen. „Aufs Bett! Wir legen ihn aufs Bett und dann die Füße hoch! Der Kreislauf! Wir lagerten Herrn Sinnig aufs Bett, Herr Gundlach wies mich an, kurz ach achtzugeben, verschwand und kehrte nach wenigen Minuten mit einem Blutdruckmessgerät wieder. Er maß den Blutdruck und fühlte Herrn Sinnigs Puls.
„Blutdruck zu niedrig, Puls rasend schnell. Was ist passiert?" Herr Gundlach sah mich mit gehobenen Brauen an.
„Er wollte eine Zigarette. Da ich annahm, er würde tatsächlich rauchen, habe ich ihm eine gegeben. Er hat sie in Nullkommanichts aufgeraucht. Dann

wurde ihm schlecht."
Herr Gundlach schüttelte den Kopf. „Er raucht schon seit ein paar Jahren nicht mehr. Sie wussten das nicht? Tja, jetzt wissen Sie's. Gehen sie ruhig wieder in die Ergotherapie. Wir kümmern uns hier schon." Seine Geringschätzung mir gegenüber war deutlich zu spüren. Sie bestand zu Recht.
Das geschah an einem Freitag. Ich ging vor meinem Feierabend noch ein paar Mal zu Herrn Sinnig, um nach ihm zu sehen. Als ich nach Hause fuhr, ging es ihm immer noch nicht besser. Am Wochenende fand ich wenig Ruhe und verfügte über viel Zeit um mir Vorwürfe zu machen. Am Montag war Herr Sinnig wieder auf dem Damm.
Diese Geschichte ereignete sich vor über zwei Jahrzehnten. Doch seit diesem Schlüsselerlebnis, bin ich über alle Belange der von mir betreuten Patienten so umfassend wie möglich informiert.

Die Beisetzung

Meine ersten Tage in der Gerontopsychiatrie prägte die Suche nach geeigneten Patienten für die Ergotherapie. „Geeignet“ hieß in diesem Fall aber nur, dass das Interesse an einem Tätigsein vorhanden sein musste. Vonseiten der Pflegekräfte erfolgten Vorschläge, die sich als mal gut und mal weniger gut entpuppten.

So geschah es einmal, als ich in Sachen Ergotherapie das Verwaltungsgebäude aufsuchte, dass ich einen Patienten mitnahm, weil man mir die Information gab, der betreffende würde gern einmal spazieren gehen. Beseelt von dem Gedanken, dies könne eine gute Gelegenheit zur Kontaktaufnahme sein, zeigte ich mich dem Vorschlag gegenüber nicht abgeneigt. Wie sich dann aber herausstellte – über diesen Umstand informierte man mich leider nicht – litt besagter alter Herr am Parkinson-Syndrom. Medikamentös anscheinend nicht gut eingestellt, konnte er sich nur in den für das Parkinson-Syndrom typischen kleinen Trippelschritten fortbewegen. Die Schritte wurden immer kleiner und es kam dann auch zu dem – ebenso typischen – plötzlichen Stillstand des Patienten. Begleitet wurde dieser Stillstand durch eine erhebliche Sturzgefahr. Glücklicherweise gelang es mir, ihn zu halten und zu stützen. Nach dem ersten Faststurz kehrte ich mit dem Patienten

zurück. Die Pflegekräfte begegneten meinen Vorhaltungen nur mit einem Feixen: Sie hatten sich einen Spaß mit dem neuen Ergotherapeuten erlaubt und wohl nicht bedacht, dass dieser auf Kosten des Patienten ging.
Von da an hieß es den Vorschlägen des Personals vorsichtiger zu begegnen. Das galt somit auch für den Vorschlag des Stationspflegers Masser, mit einem Patienten Schach zu spielen.
Herr Mengel war von Beruf Schreiner und hatte als einzige Angehörige eine Schwester, die weit entfernt lebte. Aus seinen Unterlagen ging hervor, dass er dieser Schwester einmal im Jahr – immer zu Weihnachten – eine Karte schickte. Diese wurde jedoch vor dem Absenden vorsichtshalber durch den Stationspfleger kontrolliert, da es nämlich mehrmals geschah, dass obszöne und pornografische Passagen darin vorkamen. Die schizophrene Erkrankung Herrn Mengels erwies sich eben noch als ausreichend aktiv.
Auf das Schachspiel angesprochen, meinte Herr Mengel, er habe zwar schon lange nicht mehr gespielt, hätte aber Lust dazu. Wie sich herausstellte, kannte er nicht einen Schachzug. Noch nicht einmal wie der Bauer zu ziehen war. Wir einigten uns darauf, Domino zu spielen. Das funktionierte ausgezeichnet und wurde auch einige Zeit regelmäßig durchgeführt. Auf dieser Grundlage gelang es, Herrn Mengel auch für das Gruppenangebot

der Ergotherapie zu interessieren und ihn in eine der Gruppen zu integrieren.
Dass mir dieser Patient aber im Gedächtnis blieb, liegt an dem Umstand, dass eine seiner krankheitsbedingten Überzeugungen darin bestand, Schlangen in seinem Bauch zu haben. Um diese zu ertränken, trank er manchmal Unmengen von Wasser. Von diesem Wahngedanken ließ er sich nicht abzubringen. Nach dem „Ertränken" hatte er jedoch einige Zeit Ruhe vor den Schlangen. Es musste sehr darauf geachtet werden, dass er nicht zu viel Wasser zu sich nahm, andernfalls hätten lebensbedrohliche Hirnödeme entstehen können.
Herr Mengel starb an keinem Hirnödem, ihm setzte ein Herzinfarkt ein Ende. Der zweite Todesfall, den ich in der Klinik erlebte. Anlässlich des ersten Todesfalls empfand ich große Betroffenheit, diesen Abschied erlebte ich nun professioneller, also distanzierter. Doch sollte dieser Schutz nicht lange halten.
Da Herrn Mengels Schwester sich nicht um die Bestattung kümmern wollte oder konnte, wurde der Verstorbene auf dem der Gemeinde zugehörigen Friedhof beerdigt. Der Geistliche – gleichzeitig Klinikpfarrer – hielt auf der Station einen Trauergottesdienst ab, an dem einige Patienten und auch ich teilnahmen. Danach lud er die Anwesenden ein, doch auch an der Beisetzung teilzuneh-

men. Einer der Patienten und ich erklärten uns bereit dazu. Da es sich nur um zwei Personen handelte, nahm uns der Pfarrer in seinem Wagen mit. Keine Ahnung, weshalb in mir der Gedanke entstand, dass an dem vorbereiteten Grab irgendwelche Trauergäste anwesend sein würden. Es schien mir einfach normal zu sein. Ein sehr irrationaler Gedanke. Der Verstorbene hatte ja nur eine Angehörige, die weit entfernt lebte. Es durfte auch nicht unbedingt erwartet werden, dass Pflegekräfte außerhalb ihrer Dienstzeiten erscheinen würden.

So standen dann am Grab lediglich zwei Gemeindearbeiter zum beisetzen des Sarges, der Pfarrer, der teilnehmende Patient – und ich. Eine einsame, sehr trostlose Angelegenheit. Mich erschütterte diese Zeremonie sehr. Dieser Mensch, der den Großteil seines Lebens in der Psychiatrie verbrachte und sicherlich großes Leid erlebte, wurde nun so sang- und klanglos beerdigt.

Sicher handelte es sich im Falle dieser Beisetzung um ein Extrem, denn in den meisten Fällen wurden verstorbene Patienten in ihren ursprünglichen Heimatort überführt und beigesetzt, da es dort Angehörige gab.

Schimmelreiter

Es sollte sich als mein letzter Versuch herausstellen, klassische Literatur in der Ergotherapie der gerontopsychiatrischen Abteilung zu etablieren. Mit der „Unendlichen Geschichte“ scheiterte ich ja schon. Was mich letztendlich bewog, den Patienten unbedingt Theodor Storms „ Schimmelreiter“ nahebringen zu wollen, weiß ich selbst nicht recht, jedenfalls brachte ich es zu einer Gruppe von Langzeitpatienten von verschiedenen Stationen mit.

Wir versuchten die Bildung einer homogenen Gruppe durch Zusammenführung aus Patienten verschiedener Stationen. Es handelte sich nicht unbedingt um die stärkste Gruppe, deshalb suchte ich nach Angeboten, die die die Patienten eher passiv konsumieren konnten. Ich wollte sie nicht zu stark fordern. Die Teilnehmer schauten sich mit mir im Vorfeld schon verschiedene Diareihen an: „Von der Saat zur Ernte“, „Vom Mehl zum Brot“, „Tiere des Waldes“, „Unsere Haustiere“, um nur einige zu nennen. Auch Tiervideos, von mir selbst zu Hause aufgenommen, schauten wir uns gemeinsam an. Und nun mein Versuch mit Literatur.

Heute erfolgte meine dritte Lesung des Schimmelreiters. Meine Kollegin war auch zugegen. Wir versuchten, es möglichst gemütlich zu gestalten: Kekse standen auf dem Tisch, jeder der Patienten hatte seine Apfelsaftschorle oder sein Mineral-

wasser vor sich. Aufgrund meiner Überlegung, es könnte nicht verkehrt sein, den Inhalt der letzten Lesestunde Revue passieren zu lassen, stellte ich zu Beginn ein paar Fragen.
„Wir haben ja letztens mit der Lektüre „Der Schimmelreiter" begonnen. Welches Tier spielt denn in der Geschichte eine besondere Rolle?"
Keine schwere Frage, wie ich dachte.
Herr Schlauss hob die Hand und antwortete auch sofort: „Ein Löwe."
Ich etwas entsetzt: „Nein! Kein Löwe."
„Ein Wolf."
„Nein!"
„Eine Katze."
„Nein."
„Ein Reh."
„NEIN! Es ist ein Pferd! Ein Schimmel. Die Geschichte heißt doch ‚Der Schimmelreiter'." Es lag etwas Nachdruck in meiner Stimme. Das belustigte Glucksen meiner Kollegin hob meine Stimmung auch nicht unbedingt.
Nächster Versuch. „In der Geschichte spielen ja die Deiche eine besondere Rolle. Weiß denn jeder von Ihnen, was ein Deich ist?"
Herr Merle von Station 3 antwortete. „Ja, hier gibst auch Deiche."
„Bitte!?" Das war ich.
„Ja, hier weiter oben. Die Straße rauf, da gibst Deiche."

Ich kapierte nicht. Wohl aber meine Kollegin, deren Lachen prustend wieder einsetzte.
„Hier gibt es doch keine Deiche! Wüsste ich nicht."
Mich erfasste irritierte Sprachlosigkeit.
„Doch, doch. Da sind sogar Fische drin." Frau Stöber, die sonst kaum ein Wort sagte. Immerhin schien sie Interesse zu bekunden.
Da ich immer noch nicht kapierte, erklärte ich: „Nur auf der Seeseite sind Fische drin."
„Hier sind die überall drin. In jedem Deich." Wieder Frau Stöber.
Da kapierte ich. „Ach, Sie meinen ‚Teiche'! Die Teiche, die oberhalb der Klinik liegen. Ja, natürlich sind da Fische drin. Da haben Sie natürlich recht."
Vor weiteren Ausführungen meinerseits erfolgte eine Frage von Herrn Lose. „Wie ist das denn in der Südsee? Gibt's da auch Deiche?"
„Herr Lose, ich habe keine Ahnung. Da müsste ich mal schauen ..."
„Nicht wichtig", sagte Herr Lose und winkte ab. Ich spähte etwas verzweifelt zu Astrid. Sie lachte nur und war keine echte Hilfe. Doch ich wollte mich noch nicht geschlagen geben und versuchte fortzufahren.
„In der Geschichte haben wir den Deichgrafen Hauke Haien kennengelernt. Ab einem gewissen Zeitpunkt geht es ihm in der Geschichte schlecht. Weswegen denn?
„Wegen der Medikamente."

Ich drehte meinen Kopf schnell zu Herrn Mengel, der das in den Raum geworfen hatte.
„Medikamente?“
„Ja. Die Medikamente. Bekommen Sie auch Medikamente? Ich bekomme sogar Spritzen. Das finde ich gar nicht gut.“
„Nein“, sagte ich, „ich bekomme keine Medikamente. Auch keine Spritzen.“ Ich war total perplex, fühlte mich überfordert, konnte nicht einfach nur lachen wie Astrid und entschied daher entschlossen: „Ich lese jetzt einfach mal weiter und wir sehen mal, wie es in der Geschichte weitergeht.“
Es gab keine Widerrede, meine Kollegin stellte ihr Kichern ein und die Lesung wurde fortgesetzt. Da stand für mich allerdings schon fest, dass ich diese Geschichte wohl nicht bis zum Ende vortragen würde. Das nächste Kapitel noch und dann Schluss. Ich würde überhaupt nie mehr Patienten etwas vorlesen!
Nach einer halben Stunde ohne weitere Komplikationen endete die Gruppe.
Anschließend sprach ich mit Astrid über das Geschehen. Erst nachdem wir alles noch einmal Revue passieren ließen, konnte auch ich herzhaft über das Gruppenangebot lachen. Und zwar lange und lauthals. Den „Schimmelreiter“ legten wir ad acta. Doch vorgelesen habe ich dann später doch wieder. Nämlich Weihnachtsgeschichten zu Weihnachten. Goldrichtig!.

Die Seidentuchproduktion

„Das gefällt mir“, sagte Frau Schmude und tunkte den Pinsel kräftig in das Gläschen mit Seidenmalfarbe, sodass es überlief. Die übergelaufene Farbe verteilte sich gleichmäßig auf dem vorsorglich ausgebreitetem Wachstischtuch. Davon völlig unbeirrt strich die Patientin den mit Farbe vollgesogenen Pinsel auf dem aufgespannten Seidentuch aus. Es befand sich einfach zu viel Farbe auf dem Pinsel und sie tropfte durch das Gewebe auf den Boden. Jetzt keine Hektik – erst Frau Schmude die Farbe ausstreichen lassen. Dann aber bat ich sie, eine kurze Pause einzulegen und begab mich daran, die Flüssigkeit mit den für alle möglichen Zwecke in der Ergotherapieabteilung vorrätigen Papiertücher aufzunehmen.

Frau Schmude blickte ganz entsetzt. „Oh, war ich das? Das wollte ich nicht.“

Ich nahm einen der Lappen vom Spülbecken und wischte den Rest vom Boden. „Sie haben zu viel Farbe auf den Pinsel genommen. Das kann aber schon mal passieren. Sie sind da nicht die Erste. Bei mir ist es auch schon vorgekommen.“

„Da bin ich ja beruhigt.“ Sie lächelte.

„Sie können gleich weitermachen. Ich will nur noch die Farbe vom Wachstuch wischen. Es entsteht sonst zu viel Sauerei.“

Nachdem das erledigt war, widmete ich mich wieder Frau Schmude und ihrem Seidenmalen, steu-

erte ihr Tun nun jedoch mehr. Sie überließ sich meinen Anweisungen und am Ende der Aktion lag ein ansehnliches Seidentuch vor uns.
Frau Schmude erkundigte sich hocherfreut, ob sie das nächste Mal noch ein Tuch herstellen dürfe.
„Als Nächstes müssen sie das getrocknete Tuch bügeln. Das Bügeln fixiert die Farbe, sodass sie, wenn sie das Tuch waschen, nicht ausläuft. Danach können Sie gern noch ein Tuch anfertigen. Sie können sich ja schon mal Gedanken über die Farbzusammenstellung machen."
Vor Begeisterung klatschte sie wie ein kleines Kind in die Hände.
Schön, dass die Therapiestunde so positiv verlief!
Frau Schmude war eine unserer Akutpatientinnen. Sie wurde vor vier Wochen mit einer schweren Depression aufgenommen. Zu dem Zeitpunkt wäre an Seidenmalerei und in die Hände klatschen nicht zu denken gewesen. Frau Schmude ließ sich anfangs zu nichts motivieren. Sie schaffte es gerade, aufzustehen und die Mahlzeiten zu sich zu nehmen. Während der Mahlzeiten musste eine Pflegekraft bei ihr bleiben und sie immer wieder auffordern zu essen. Tagsüber lag sie meist im Tagesraum mit dem Oberkörper auf dem Tisch. Sie reagierte nur schwer auf Ansprache.
Vor einer Woche nahm Frau Schmude zum ersten Mal am Wahrnehmungs- und Gedächtnistraining teil. Sie hörte nur zu. Aber auch das war ja schon

etwas!
Am Freitag sangen wir mit den Patienten Volkslieder und Frau Schmude kam auch. In deutlich besserer Stimmung. Sie sang sogar mit. Bei dieser Gelegenheit sprach ich sie dann darauf an, ob sie gern einmal auf Seide malen würde. Eine Werktechnik, die Möglichkeiten verschiedener Schweregrade bietet. Eine Technik, die ich Neupatienten gern anbiete.

Als Frau Schmude zur nächsten Therapieeinheit kam, befand sie sich etwas „über dem Strich", wie es intern in der Klinik heißt. Die Patientin war hypoman. Heißt nichts anderes, als dass ihre Grundstimmung und der Antrieb gesteigert waren. Leider besteht die Gefahr, dass eine Hypomanie leicht in eine Manie mündet – also das Gegenteil der Depression. Im Falle Frau Schmudes zeigte sich ein ausgeprägter Rededrang.
Während des Malens redete sie ununterbrochen. Sie kam von einem Thema zum anderen. Es schien nicht relevant, ob man ihr zuhörte oder nicht. Es erwies sich als unmöglich, ihren Rededrang zu stoppen. Dass sie sich jedoch trotzdem auf die Sache konzentrierte, konnte ich aber erkennen. Hinweise zu ihrem Tun hörte und befolgte sie. Auch dieses Tuch gelang ihr gut.
Zur folgenden Therapiestunde brachte die Patientin eine Schachtel Kekse mit, legte sie auf ihren

Arbeitsplatz, und stopfte sich während des Malens einen Keks nach dem anderen in den Mund. Meiner Bitte, das Essen während der Therapie einzustellen, da sie sich auf das Seidenmalen konzentrieren sollte, konnte sie aber nachkommen. Da ihr Rededrang weiterhin bestand und ihr Mund leider voller Kekskrümel war, landeten diese auf dem Seidentuch. Entsprechende Muster entstanden. Die Krümel zogen Farbe aus dem Tuch. Frau Schmude lachte herzhaft und malte munter weiter. Die Keksreste auf dem Tuch wirkten allerdings nicht besonders schön. Ich sagte ihr, dass man sie entfernen könne, sobald das Tuch trocken sei. Außerdem sei es möglich das unschöne „Keksmuster" durch Einsatz von Effektsalz ausmerzen. Es zieht die Farbe ähnlich aus dem Stoff, wie es nun durch die Krümel geschehen war. Die Patientin erklärte sich damit einverstanden. Das Ergebnis präsentierte sich besser als erwartet: Dem Seidentuch war nicht anzusehen, dass es zuvor Kekskrümel „verzierten".

Ich bot Frau Schmude noch andere Werktechniken an, die Patienten sollen sich mit jeweiligen Material und der Technik auseinandersetzen. Wie sie damit umgehen, lässt sich auf andere Handlungen in ihrem Leben übertragen. Aufgrund dieser Beobachtung wäre dann eventuell ein weiterer Therapieansatz gegeben. An dieser Stelle wäre dann auch die Psychologin im Team gefragt.

Doch Frau Schmude ließ sich nicht bewegen, mit einer anderen Technik anzufangen. Sie wollte beim Seidenmalen bleiben. Und das tat sie auch. Sie verließ die Klinik mit einem Paket von zwölf Seidentüchern. Jedes Tuch in anderen Farbkombinationen, mit unterschiedlichen Mustern und Größen. Immerhin gelang es ihr, sich in der Therapiezeit auf ihr Tun zu konzentrieren. Ihr Rededrang verschwand im übrigen ...

Bestrahlt

Als ich Frau Komarek das erste Mal sah, entstand ein riesengroßes Fragezeichen über meinem Kopf, denn die schlanke, etwa siebzigjährige Frau trug Alufolie wie einen Turban um ihren Kopf. Gerade eingeliefert schritt sie mit hocherhobenem Kopf an mir vorbei. Sie flößte mir Respekt ein – trotz der Alufolie.

Mir erschloss sich aber schnell die Bedeutung der Alufolie. Sehr wahrscheinlich wähnte Frau Komarek sich irgendwelchen Strahlen ausgesetzt und die Alufolie sollte sie schützen. Es gab häufiger Patienten mit dieser Wahnidee, doch ich erblickte noch keinen mit Folie um den Kopf. Die betroffenen Patienten berichteten in der Regel, dass sie Türen und Fenstern geschlossen hielten und die Ritzen mit Klebeband abdichteten. Einige benutzten zu Hause auch Alufolie zur Abwehr und wickelten sich damit ein. Als Frau Komarek am nächsten Tag das erste Mal an der Ergotherapie teilnahm, hatte sie die Alufolie abgelegt. Wie mir der Stationsarzt berichtete, war sie davon überzeugt, in der Klinik keine Angst mehr vor den Strahlen haben müssen. Denn ihre Schwester sende die Strahlen aus, und diese befinde sich nun zu weit entfernt, sodass die Strahlen keine Wirkung mehr zeigen würden. So erzielte einfach schon die Aufnahme in der Klinik einen positiven

Effekt. Das kannte ich ansonsten eher von depressiven Patienten, die schon lange allein zu Hause lebten: Allein der menschliche Kontakt verbesserte bereits ihren Zustand, wenn auch natürlich nicht am ersten Tag.

Frau Komarek zeigte sich den Angeboten der Ergotherapie gegenüber aufgeschlossen. Bis auf die Werktherapie, an der sie nicht teilnehmen wollte. Sie habe noch nie etwas handwerklich hergestellt, noch nicht einmal gestrickt – das sei nichts für sie. Sie würde aber gern zuschauen. Damit wiederum konnte ich mich nicht einverstanden erklären, somit wurde Frau Komarek von dem Angebot *Kreative Werktherapie* befreit.

Diese Lösung gefiel ihr aber wohl auch nicht. Sie tauchte nämlich während der Werktherapie in unserer Abteilung auf und stellte die eine oder andere Frage. So erkundigte sie sich, wann die nächste Entspannungsgruppe terminiert sei, oder was demnächst im Gedächtnistraining stattfinde. Und mit dem Satz „Ich will mal schauen, was meine Kollegen so machen", schaffte sie es, erst einmal im Raum zu bleiben – und dann alle Aufmerksamkeit auf sich zu ziehen. Sie sprach mit jedem der Teilnehmer, lobte ihr Tun, bedauerte, dass sie das ja nun überhaupt nicht könne, und verschwand schließlich mit zufriedenem Lächeln.

Es war toll, ihrem Auftritt zuzusehen. Astrid und ich ließen sie einfach gewähren. Den Patienten tat es gut, ihr Lob von anderer Seite zu erhalten als von uns Therapeuten. Frau Komarek unterhielt zu jedem der anderen positiven Kontakt. Es erfolgte auch keine Beschwerde im Sinne von: „Warum muss die denn hier nichts tun?“, wie es in ähnlichen Fällen schon vorkam. Es wurde von vielen Patienten nur schwer akzeptiert, dass wir manche Kranke vom Angebot der Werktherapie freistellten. Doch bestimmte handwerkliche Fähigkeiten und auch ein grundlegendes Interesse bildeten hier die Voraussetzung. Jemanden zur Werktherapie zu „zwingen“ ergab wenig Sinn.

Allerdings nutzte ich Frau Komareks „Auftritte“, um sie zu fragen, ob sie nicht doch etwas Handwerkliches ausprobieren möchte. Und beim vierten oder fünften Anlauf erklärte sie sich tatsächlich bereit, eine Leinentasche mit Linoldruckstempeln zu bedrucken. Wir verfügten über eine Anzahl Stempel mit unterschiedlichsten Motiven.

Das war es dann aber auch: Nach der Fertigstellung ihrer Tasche, endete ihr Ausflug in den Kreativbereich. Die Tasche allerdings trug sie immer mit sich. Ich sagte ihr, ich hätte den Eindruck, dass die Tasche ihr viel bedeute. Sie bejahte das. Die Auswahl der Stempel und das Bedrucken hätten ihr gezeigt, dass sie in der Lage sei Neues zu versuchen – und auch zu schaffen.

Leider war sie nicht zu bewegen etwas Weiteres auszuprobieren.

Als sie entlassen wurde, sah ich sie im Wagen eines Angehörigen: Die Leinentasche hatte sie mit verschränkten Armen an die Brust gepresst.

Manie

Frau Müller schaute sich interessiert in der Ergotherapieabteilung um.

„Hier könnte man aber auch einiges anders gestalten. Ist zwar ganz hübsch, aber violette Vorhänge und rot gestrichene Wände würden mir besser gefallen. Auch Sie würden ohne Bart bestimmt besser aussehen."

Der Stationsschwester hatte mir schon angekündigt, dass Frau Müller, die an einer manisch-depressiven Erkrankung litt – oder wie es neuerdings heißt: an einer „Bipolaren Störung" – sich momentan in einer manischen Phase befand. Gestern erfolgte ihre Aufnahme. Ihr gesetzlicher Betreuer hatte darauf gedrungen und Frau Müllers Hausarzt schrieb daraufhin eine Einweisung: Frau Müller hatte ein hochpreisiges Auto bestellt, mehrere Fernreisen gebucht und trug etliche Armbanduhren an beiden Armen. Ein sicheres Zeichen, dass es an der Zeit schien, ihre Medikation zu überprüfen. Dem Betreuer gelang es, die getätigten Geschäfte rückgängig zu machen. Die Armbanduhren waren ihr Eigentum. Sie sammelte sie, trug im Normalfall aber immer nur eine davon. Der Zahl der Uhren an ihren Armen reduzierte sich parallel zum Abklingen ihrer Manie.

Die Kritik an meinem Bart äußerte sie schon während ihres letzten Aufenthaltes. Für mich also nichts Neues. Neu war aber, dass sie sofort am Angebot der Ergotherapie teilnehmen wollte. Anlässlich früherer Aufenthalte machte sie die Station unsicher: Sie stellte im Esszimmer Tische und Stühle um und goss die Blumen so oft, dass diese zu ertrinken drohten. Die Pflegekräfte mussten ihr deutliche Grenzen setzen, andernfalls hätte Frau Müller die Station ganz unter ihre Kontrolle gebracht.

Also: Abwarten, wie Frau Müller in der Ergotherapie auftreten würde. Sollte es in der Gruppe mit ihr zu schwierig werden, gab es ja immer noch die Möglichkeit der Einzeltherapie.

Doch erstaunlicherweise erwies sie sich während der Therapie den anderen Patienten und uns Therapeuten gegenüber nicht grenzüberschreitend.. Sie entschied sich, eine Stuhlauflage mit einem Stäbchenwebgerät herzustellen, und konzentrierte sich völlig auf ihre Arbeit. Wahrscheinlich reichte diese Tätigkeit aus, um ihre überschüssige Energie zu kanalisieren.

Nur einmal fuhr sie mich während der Therapiestunde plötzlich an: „Was ist denn jetzt mit dem Blau?"

„Was denn für ein Blau?"

Sie, in aggressivem Ton: „Sie haben doch gesagt, ich soll jetzt mit Blau weiterweben."

Keine Rede davon! Ich hatte mit ihr während der letzten zehn Minuten bestimmt kein Wort gewech-

selt. Es fand auch vorher keine Diskussion über irgendwelche Farben statt.
„Frau Müller, es tut mir leid, aber ich habe nichts davon gesagt, dass Sie mit Blau weiterweben sollen."
Sie schnaufte, erwiderte aber nichts. Als meine Kollegin einige Zeit später Frau Müller darauf hinwies, dass ihr während des Webens gerade ein Fehler unterlief, sagte Frau Müller: „Passen Sie mit ihrem Kollegen auf. Der zieht einen kalten Wind hinter sich her, der Trittbrettfahrer."
Meine Kollegin lachte nur und sagte: „Ja, das werde ich tun. Ich kenne ihn."
„Dann ist es gut", antwortete Frau Müller. Den Rest der Stunde äußerte sie nichts mehr. Ich ignorierte die Angelegenheit. Wer weiß, was Frau Müller durch den Kopf gegangen war. Gut, dass sie weiter an ihrem Werkstück arbeitete und den Gedanken an die Farbe Blau – und was eventuell noch damit zusammenhing, fallengelassen hatte.
Im Wahrnehmungs- und Gedächtnistraining, an dem sie auch teilnahm, gestaltete sich der Umgang mit ihr allerdings schwieriger. Zu jeder gestellten Frage fiel ihr etwas ein, das sie unbedingt sofort loswerden wollte. Ihren etwas wirren Gedankengängen, konnte keiner folgen. Anfangs versuchte ich, auf sie einzugehen, doch als die anderen Patienten Anzeichen von Verärgerung erkennen ließen, stoppte ich den Rededrang Frau

Müllers. Das gefiel ihr nun überhaupt nicht und sie verließ die Gruppe, wodurch sich nun die Pflegekräfte mit Frau Müller auseinandersetzen mussten. Sie versuchte wieder, die Tisch- und Stuhlordnung zu verändern, verstellte ständig den Sender des Stationsradios, und störte in erheblichem Umfang diejenigen Patienten, die abends in Ruhe fernsehen wollten, weil sie permanent das Programm wechseln wollte.

Anhand ihres Beispiels wurde mir erneut deutlich, dass ich sozusagen einen Luxusjob in der Psychiatrie inne hatte. Entpuppte sich jemand als nicht therapiefähig, musste ich nicht mit ihm arbeiten. Außerdem ergaben sich durch meine Tätigkeit auch nur punktuelle Berührungen mit den Patienten. Die Zuständigkeit der Pflegekräfte hingegen bestand durchgängig. Eine nicht zu unterschätzende Belastung.

Astrid und ich versuchten jeden Patienten in das Therapieangebot zu integrieren, jedoch in manchen Fällen – bei Manie oder auch bei einem stark dementen Zustand – stellte sich dieses Vorhaben als nicht durchführbar heraus. Natürlich kam es auch vor, dass der eine oder andere Patient die Therapie verweigerte. Diese sprachen wir dann immer wieder an, in der Hoffnung, sie noch zu erreichen.

Aber wenigstens nahm Frau Müller weiterhin an der Werktherapie teil. Nach Fertigstellung ihrer

Stuhlauflage wollte sie „einige Seidenschals bemalen".

„Was meinen Sie denn mit ‚einige'?", fragte ich die Patientin sicherheitshalber.

„Da muss ich mal kurz überlegen", sagte Frau Müller, schloss die Augen und legte den Kopf in den Nacken. „Ich habe einige Freundinnen, dann einen für meinen Betreuer, für mich brauche ich auch ein paar ... ich denke, so acht bis zehn Stück." Sie faltete die Hände wie zum Gebet und schaute mich an.

„Acht bis zehn Stück. Frau Müller, das ist ja die reinste Produktion. Meinen Sie nicht, ein paar Tücher weniger würden es auch tun?"

„Wenn das zu teuer werden sollte, zahle ich Ihnen das auch. Ist kein Problem." Sie blickte herausfordernd.

„Darum geht es nicht. Wir möchten mit Ihnen therapeutisch arbeiten. Dazu zählt nicht, dass sie ein Seidentuch nach dem anderen produzieren. Sie sollen sich mit unterschiedlichen Materialien auseinandersetzen, sich an diesen Dingen ausprobieren. So können Sie selbst sehen, wie Sie mit den verschiedenen Anforderungen, die diese Materialien bieten, umgehen. Können erleben, wie Sie eventuellen Frustrationen begegnen, können aber auch die Freude erleben, wenn Sie etwas fertiggestellt haben ..."

„Das weiß ich doch. Ich hätte trotzdem gern meh-

rere Tücher."
„Wie wäre es mit einem Kompromiss? Für die Seidenschals bieten wir zwei Techniken an: Einmal ein auf einen Rahmen gespanntes Tuch, und einmal ein auf einem Tisch ausgebreitetes. Wenn sie dann jeweils noch mit und ohne Effektsalz arbeiten, kommen Sie auf vier Tücher. Wären Sie damit einverstanden?"
War sie. Und ich war froh darüber. Es gab zuvor schon einmal eine Patientin in der Ergotherapie, die nichts anderes als Seidentücher herstellen wollte. Ihr bereitete das zwar Freude, doch eine abwechslungsreichere Betätigung wünschenswerter. Mir wäre es lieber gewesen, wenn die Patientin sich in dieser Hinsicht ein Stück weiterentwickelt hätte.
Dass Frau Müller sich auf diesen Kompromiss einlassen konnte, wertete ich daher als gutes Zeichen. Es signalisierte das Abklingen der Manie.
Dies bewies sich auch im Stationsalltag: Man konnte nun Frau Müller Aufgaben zuteilen, ohne befürchten zu müssen, dass sie ein Chaos veranstalten würde. So übernahm sie beispielsweise die Zuständigkeit für das Abwischen der Tische nach den Mahlzeiten und auch für das Einräumen der Spülmaschine. Es klappte ausgezeichnet. Die Pflege der Blumen vertrauten die Kollegen aus Sicherheitsgründen allerdings lieber einer anderen Patientin an.

Nach der Herstellung ihres Schals, gestaltete Frau Müller noch einen Papierkorb und ein Tablett aus Peddigrohr. Sie war schließlich auch in der Lage, am Wahrnehmungs- und Gedächtnistraining teilzunehmen, konnte sich gut konzentrieren und dem Ablauf folgen, ohne dass ihr Fragen durch den Kopf schossen, die unbedingt sofort beantwortet werden mussten.
Als sie entlassen wurde, bemerkte sie, dass mir mein Bart gut stehen würde. Das freute mich.

Korsakow

Ich lüftete die Bettdecke. Herr Montag war mit einem Bauchgurt am Bett fixiert. Ich zückte meinen Magnetschlüssel, öffnete den Bauchgurt, und befreite den Patienten. „Vielen Dank“, sagte er, „das ist hier ja schlimmer als im Dritten Reich.“

Mein Schmunzeln über diese Bemerkung erstarb, als mir klar wurde, dass der Mann während der gesamten Nacht hilflos an sein Bett gefesselt gewesen war. Diese Maßnahme war leider unumgänglich und auch von einem Amtsrichter abgesegnet worden. Herr Montag stürzte vor der Fixierung nachts schon zweimal aus dem Bett. Die Blutergüsse, die sein Gesicht zierten, bezeugten dies in deutlicher Weise.

Bedingt durch zu hohen und langen Alkoholkonsum litt Herr Montag an einem Korsakow-Syndrom, das sich vor allem durch erhebliche Verminderung der Gedächtnisleistung auszeichnete.

Ich half Herrn Montag beim Waschen und Ankleiden, führte ihn dann in den Essraum und kündigte an, ihn später zur Ergotherapie abzuholen. Er nickte nur. Ich war sicher, dass er meinen Hinweis gleich wieder vergessen würde. Herr Montag benötigte eine enge Betreuung: Im Team wurde daher beschlossen, dass er mir bei den Vorbereitungen für die Werkgruppe helfen sollte. Diese Ein-

zeltherapie ermöglichte es, mich intensiv um ihn zu bemühen.
Während der nächsten Werktherapie sollte die Gruppe ein Fensterbild aus Tonkarton gestalten. Dazu mussten die entsprechenden Formen mit von mir vorbereiteten Schablonen aus Pappe auf den Tonkarton übertragen werden. Ein einfaches Bild aus Tulpen sollte entstehen. Ich gab Herrn Montag die Schablone für eine Tulpenblüte in die Hand und bat ihn insgesamt 30 Blüten mit der Schablone aufzeichnen. Mit den ersten acht Blüten klappte es noch ganz gut. Doch dann kam Herr Montag nicht mehr weiter. Er ließ den Bleistift fallen: „Ich weiß nicht mehr weiter. Was soll ich jetzt tun?"
„Weiter die Blütenkelche aufzeichnen."
„Es sind schon so viele."
„Sie sollten insgesamt dreißig Blüten aufzeichnen. Nehmen Sie die Schablone und machen Sie einfach weiter. Ich sage Ihnen, wenn wir genug Blüten haben."
„Welche Schablone? Ich sehe keine Schablone. Ich sehe nur Tulpen."
Da verstand ich, dass Herr Montag Schablone und aufgezeichnete Blüten nicht mehr unterscheiden konnte. Schablone und Blüten mussten sich für ihn also deutlicher unterscheiden. Die Schablone bestand aus weißer Pappe und die Blüten mussten auf roten Tonkarton aufgezeichnet wer-

den. Pappe und Tonkarton waren anscheinend zu ähnlich. Ich sagte Herrn Montag, er könne kurz Pause machen, zeichnete mit der Blütenschablone eine Blüte auf ein Stück dickeres Sperrholz und sägte sie mit der Dekupiersäge aus. Die Sägekanten brach ich mit einem Stück Sandpapier und gab diese neue Schablone Herrn Montag. Das Aufzeichnen der Blüten gelang ihm mit der neuen Schablone problemlos. Ich hatte die restlichen benötigten Teile aufgezeichnet und ließ Herr Montag nun eines der Fensterbilder als Vorlage für die spätere Werktherapie anfertigen. Dies gelang ihm mit Anleitung recht gut.
Bevor ich ihn auf die Station zurückbrachte, steuerten wir den klinikeigenen Kiosk an, um mit ihm Zigaretten zu kaufen. Der Stationspfleger bat mich zuvor darum, da Herrn Montags Zigarettenvorrat aufgebraucht war. Auch wenn er vergaß, dass seine Zigaretten im Dienstzimmer der Station aufbewahrt wurden, fragte Herr Montag regelmäßig nach Zigaretten. Sein Feuerzeug befand sich ebenfalls im Stationszimmer. Ihm ein Feuerzeug in die Hand zu geben, bedeutete ein zu großes Risiko. Auf meine Erklärung, dass wir die Zigaretten für ihn gekauft hätten, wollte er direkt eine rauchen und bot mir auch eine an. Ich verneinte, gab ihm aber seine Zigarette. Bevor ich ihm Feuer geben konnte, versuchte er, durch Fingerschnippen seine Zigarette anzuzünden. Er glaubte, sein

Feuerzeug in der Hand zu halten! Das zeigte mir erneut, in welch konfusem und desorientiertem Zustand der alte Herr sich befand.

Während einer anderen Therapieeinheit strebte er zu einer Ecke des Ergotherapieraums und wollte urinieren. Wie er erklärte, meinte er auf der Toilette zu sein. Ein anderes Mal suchte er die Tür an der falschen Wand. Wollte er morgens, wenn ich zum Anziehtraining erschien, nicht aufstehen, ließ ich seinen Wecker klingeln – und er stand auf. Als ich ihn einmal zur Therapie abholen wollte, packte er gerade seine Reisetasche, die in seinem Schrank deponiert gewesen war. Zu diesem Zeitpunkt waren die Nachttischlampen noch nicht fest angebracht, so verstaute er seine und die Lampe seines Nachbarn ebenfalls. Auch den Kleiderschrank seines Nachbarn hatte er bereits ausgeräumt und den Inhalt in seine Tasche gepackt.

Es waren bei Herrn Montag also schwere Defizite zu erkennen. Solche Defizite sind nur schwer zu therapieren. Es stellte sich in seinem Fall auch keine Besserung ein.

Vor dem Aufenthalt in unserer Klinik lebte er zu Hause unter der Betreuung seiner Ehefrau, die sich jedoch auf Dauer damit entsprechend überfordert fühlte. Unsere Ärzte empfahlen ihr, ihren Ehemann in ein Pflegeheim zu geben. Was sie auch tat.

Demenz

„Ach ... Entschuldigen Sie. Haben Sie da ein paar Leute gesehen? Ich suche meine Gruppe.“

Ich sah Herrn Mann an. Meine Patientengruppe war nur in den nächsten Raum abgebogen, während Herr Mann kurz zurückgeblieben war, verlor er die Gruppe aus den Augen. Nun stieß er wieder auf uns und erkannte uns nicht.

„Herr Mann, Sie gehören zu uns. Wir sind Ihre Gruppe. Kommen sie mit.“

Er lächelte mich an, bedankte sich und folgte uns.

Wir hatten die Psychiatriegefilde für einen Tag hinter uns gelassen, fuhren in die vierzig Kilometer entfernte Kreisstadt, kehrten in einem Ausflugslokal ein, und besuchten nun das städtische Museum.

Wir hatten schon häufiger mit dem klinikeigenen Bus Ausflugsfahrten unternommen: Zum Besuch eines in der Nähe gelegenen Stausees, zum Grillen außerhalb der Klinik und zum Bummel über einen Weihnachtsmarkt.

In erster Linie zielten diese Ausflüge als Angebot der Ergotherapie auf unsere Langzeitpatienten. Sie sollten einfach mal raus, mal was anderes sehen. Anfangs gestaltete sich das schwieriger, als gedacht. Ich erwartete, dass sich die Patienten freuen würden, eine andere Umgebung zu sehen. Weit gefehlt! Manche Patienten hatten die Klinik seit Jahren nicht verlassen. Nur einmal im Jahr

stand eine größere Ausflugsfahrt im Klinikprogramm. Unterwegs mit einem Riesenreisebus in der gewohnten Gruppe und umgeben von einer Menge bekannter Pflegekräfte stellte dies wohl kein Problem für die alten Menschen dar. Im Gegensatz dazu, nun aber mit lediglich zwei Betreuungspersonen – nämlich mit mir und meiner Kollegin – und und nur in einer kleinen Gruppe bekannter Personen unterwegs zu sein, verursachte wohl doch erhebliche Ängste.
Unsere ersten geplanten Ausflüge fielen ins Wasser: Am Tag des Ausflugs wollte keiner der Patienten mitfahren. Nichts zu machen. Wir kehrten dann mit den Patienten alternativ im einzigen Gasthof des Ortes ein. Einer der Pfleger gab den Tipp, dass er mit den Patienten schon einmal dort Kaffee getrunken hatte. Nachdem wir diese Notlösung einige Male durchexerzierten, gelang der erste Ausflug. Ein Prozess, der bestimmt ein Jahr lang währte. Es brauchte eben diese Zeit, bis die Patienten zu Astrid und mir Vertrauen fassen konnten und sich sicher fühlten, bei uns in guter Obhut zu sein.
Mittlerweile gelang es uns, zu den Ausflügen auch Akutpatienten mitzunehmen. Meist Patienten, die kurz vor ihrer Entlassung standen. Sie sollten sozusagen wieder Kontakt zur Außenwelt aufnehmen. Vielen Patienten fiel es nämlich nicht leicht, die schützende „Käseglocke Psychiatrie“ zu

verlassen. Ein Schritt in diese Richtung sollte unser monatlicher Ausflug sein.
Besagter Herr Mann war ein Akutpatient mit beginnender Demenz und befand sich erst seit Kurzem in der Klinik. Es sollte geprüft werden, wie ausgeprägt sich seine Demenz bereits zeigte. Die Stationsärztin hatte mich gebeten, ihn auf den Ausflug mitzunehmen. Sie interessierte, wie Herr Mann sich in der Gruppe und in der fremden Situation verhalten würde.
Dass Herr Mann uns kurz aus den Augen verlor und uns im nächsten Moment beim Zusammentreffen nicht mehr einordnen konnte, erschreckte mich schon. Bisher dachte ich im Kontakt mit Herrn Mann, auch im Hinblick auf die Einweisungsdiagnose, nicht an eine fortgeschrittene Demenz. Er war nett und verhielt sich immer situationsgerecht. Auffällig erschien mir nur, dass er ab und zu nach Worten suchte. Er fand nicht immer die treffenden Worte. So sprach er einmal von einem Binokel, als er seine Brille suchte.
Jetzt achtete ich natürlich mehr auf ihn. Er blieb konstant am Ende der Gruppe und hielt permanent einen kleinen Abstand. Betrachteten wir ein Bild, blieb er grundsätzlich länger davor stehen als wir anderen. Dann verließen wir wieder einen Raum und betraten den nächsten. Herr Mann verlor uns erneut für einen kurzen Moment aus den Augen. Als er uns erblickte, trat er auf mich zu

und sagte: „Entschuldigung. Haben Sie meine Gruppe gesehen? Ich sehe Sie nicht mehr."
Ich berührte Herrn Mann sacht an der Schulter. „Wir sind Ihre Gruppe, Herr Mann. Bleiben Sie einfach in der Nähe."
Ich blieb nun einfach bei Herrn Mann und gab ihm die nötige Orientierung. Ich versuchte, mit ihm im Gespräch zu bleiben, damit er mich als die Person einordnen konnte, die zu ihm gehörte. Die Demenz schien fortgeschrittener als gedacht.
Meine nächste Begegnung mit Herrn Mann fand auf dem Stationsflur statt. Er schaute um sich, bewegte sich vorsichtig und ich sprach ihn an: „Hallo Herr Mann. Wie geht es Ihnen?"
Er schaute mich überrascht an. „Sie kennen mich? Wer sind Sie denn?"
Ich sagte ihm, wer ich sei und das wir uns von hier – aus der Klinik – kennen würden.
Seine Gesichtszüge entspannten sich, er nahm meine Hand, schüttelte sie und antwortete: „Ich freue mich, dass Sie mich kennen. Ich kenne hier niemanden und bin hier gänzlich fremd."
Da erschloss sich mir zum ersten Mal deutlich, in welch furchtbarer Situation sich dieser Mensch befand: Ständig, zu jedem Zeitpunkt, erlebte er das Gefühl, allein in einer fremden Umgebung zu sein. Er musste sich wie ein alleingelassenes kleines Kind fühlen. Am liebsten hätte ich ihn in den Arm genommen, doch meine eigene Unsicherheit

und Hilflosigkeit verhinderte dies.

Herr Mann nahm an den Gruppenangeboten für die Demenzkranken teil. Wir riefen bekannte Sprichwörter in Erinnerung, sangen mit der Gruppe von Patienten Volkslieder, hörten alte Schlagermelodien an, zeigten Dias aus vergangenen Tagen und spielten Alltaggeräusche vor, die erkannt werden sollten.
Herr Mann hielt sich in diesen Gruppen immer an mich und orientierte sich an dem, was ich sagte und tat. Er wusste aber nicht, wer ich war und kannte meinen Namen nicht. Auch wenn ich mich erneut vorstellte, blieb mein Name in seinem Gedächtnis nicht haften. Vermutlich erkannte er einfach an meinem Verhalten, dass ich der „Bestimmer" war, und orientierte sich daran.
Sein Zustand verschlechterte sich weiterhin. Es wurde deutlich, dass er Betreuung rund um die Uhr benötigte. Seine Angehörigen konnten das nicht leisten. Er siedelte daher in ein entsprechendes Altenheim um. Zu einer Aufnahme in unserer Klinik kam es nicht mehr.

Wahnhaft

Frau Meier war eine kleine Person, der man gemäß ihres Alters – sie zählte immerhin fünfundsiebzig Jahre – nicht mehr viel Energie zugetraut hätte. Sie kam aus einem Altenheim wegen wahnhafter Symptome zu uns in die Klinik, nachdem sie einer Altenpflegerin anvertraute, sie habe auf ihrer Schulter eine kleine Ziege, die mit ihr sprechen würde.

Mein erster Kontakt zu ihr erfolgte im Gedächtnistraining. Einer der Pfleger brachte sie verspätet in die Ergotherapie und sagte: „Das ist Frau Meier. Sie ist gerade gekommen. Ihr ist langweilig. Sie kann doch wohl direkt bei Euch einsteigen?"

Warum nicht? Nicht das erste Mal, dass wir einen Patienten ohne Aufnahmediagnostik in eine Gruppe nahmen. Die Gruppenangebote führten wir in der Regel zu zweit durch. Falls es zu Komplikationen kommen sollte, konnte einer von uns einen Patienten jederzeit zur Station zurückbringen. Außerdem kündigte der Stationsarzt uns die Patientin bereits im Vorfeld an. Über ihre wahnhafte Symptomatik waren wir schon informiert.

Frau Meier hörte interessiert zu. Sie schien nicht von wahnhaften Gedanken abgelenkt zu sein. Nach kurzer Zeit weilte sie voll im Geschehen und beteiligte sich angeregt. In der Abschlussaufgabe ging es um alte Schlager und ihre Interpreten. Als

ich nach dem Sänger des Liedes „Tanze mit mir in den Morgen, tanze mit mir in das Glück“ fragte, sagte Frau Meier laut: „Mit Dir nicht!“
Immerhin ergab sich so ein humorvoller Abschluss der Gruppe.
Doch ihre wahnhafte Symptomatik wurde schon am nächsten Tag deutlich, als sie sich darüber beklagte, dass die Nachtschwester ihr Zigarettenrauch in die Lunge geblasen habe und sie nun wieder rauchen müsse, obwohl sie es sich doch erst vor Kurzem abgewöhnt habe. Sie veranstaltete auf der Station sehr viel Aufhebens darüber, verlangte, zur Polizei gebracht zu werden, damit sie Anzeige wegen Körperverletzung erstatten könne. Außerdem müsse ihr nun unbedingt jemand Zigaretten holen, da sie ja nun gezwungen sei zu rauchen. Es gelang letztendlich aber, sie zu beruhigen und Zigaretten wollte sie schließlich auch keine mehr. Später erzählte sie in der Ergotherapie, dass sie noch nie geraucht hätte. Auch die Behauptung, dass ihr die Nachtschwester Zigarettenrauch eingeblasen habe, sei nie gefallen. Dies sei „erstunken und erlogen“.
Um eine weitere Erörterung dieses Themas zu unterbinden, bat ich sie, sich doch auf meinen Diavortrag „Unsere Haustiere“ zu konzentrieren. Ich hielt kleine Vorträge zu den einzelnen Tieren und fragte die Patienten, ob sie auch noch etwas dazu beisteuern könnten. Oft erzählten die Gefragten

dann über eigene Erlebnisse und es entstand oft eine lebendige, sehr kommunikative Gruppensituation.
Frau Meier äußerte sich nur insoweit, als dass sie zu meiner Kollegin sagte: „Der Schlauberger meint auch, er wüsste alles besser."
Mit mir schien Frau Meier nicht recht warm zu werden.
Doch aufgrund unseres täglichen Kontaktes zueinander, änderte sich das bald. Frau Meier wollte in der Werktherapie gern auf Seide malen, also brachte ich ihr die Technik näher und erläuterte ihr, worauf man achten musste. Das schien dann doch Eindruck zu machen und sie konnte mich schließlich doch als kompetent akzeptieren. Sie wolle ihre Seidenmalerei gänzlich frei gestalten und sich durch nichts einengen lassen, erklärte sie. Ich konnte daraufhin nur antworten: „Ich freue mich, dass ich eine Patientin treffe, die frei malen möchte und von mir keine Vorgaben erhalten will. Hier in der Abteilung ist es selten, dass dies geschieht."
„Wie erklären Sie sich das?", erkundigte sich Frau Meier.
„Ich denke, es hängt einfach damit zusammen, dass die meisten Patienten seit ihrer Schulzeit nicht mehr gemalt haben, keinen Pinsel mehr in der Hand hatten. Und die Schulzeit liegt bei allen um die sechzig Jahre zurück. Da ist es nur

nogisch, dass das Malen mit gewissen Ängsten verbunden ist."
„Bei mir ist das nicht so." Frau Meier schaute mir offen ins Gesicht.
Und es war auch nicht so. Sie zeigte keine Bedenken, jedwede Farbe zu verwenden und nahm die Farben, wie sie ihr unter den Pinsel kamen. Dem Anschein nach überlegte sie überhaupt nicht, sondern wählte ganz spontan aus. Oft erwischte sie einfach zu viel davon und die Farbe tropfte durch die aufgespannten, großformatigen Seidentücher. Aus diesem Grund wurde der Boden um den Seidenmalrahmen großzügig mit Plastikfolie abgedeckt. Im Nachhinein stellte sich allerdings die Frage, ob es sich dabei um eine gute Idee handelte, denn Frau Meier arbeitete anschließend noch hemmungsloser. Die auf den Boden getropfte Farbe schien sie zu noch größerem kreativen Mut zu ermuntern.
Es war aber eine Freude, ihr zuzusehen. Denn diese Betätigung bereitete ihr Spaß. Leider fand sie, meiner Meinung nach, nie das richtige Ende. Ihre durchweg abstrakten Kreationen wirkten kraftvoll und voller Leben. Doch wenn das Seidentuch farblich vollends ausgefüllt war, malte sie mit Schwarz darüber und schrieb, ebenfalls in Schwarz, Sprüche wie „Die Kirche ist tot", „Mein Mann, das Schwein", „Leben ist tot, tot ist Leben". Auf meine Fragen, warum sie das tat und was ihre

unterschiedlichen Aussagen bedeuten sollten, wollte sie aber nicht eingehen. Ich berichtete in den Visitennachbesprechungen über Frau Meiers Verhalten und informierte die Patientin selbstverständlich auch, dass ich dem Therapieteam das mitteilen müsse. Die Stationspsychologin bot Frau Meier Gespräche zu ihren besonderen Kreationen an, doch lehnte Frau Meier dies strikt ab.

Manchmal zeigte sie ein bizarres Verhalten. Einmal befestigte sie sich Teebeutel wie Ohrringe an den Ohren, dann wieder zog sie sich mit Lippenstift die Augenbrauen nach und zeichnete sich einen roten Bart über die Oberlippe. Auch dazu äußerte sie sich nicht. Manchmal schien sie mit jemandem zu sprechen, den ich nicht sehen konnte. Vielleicht mit der Ziege auf ihrer Schulter? Keine Ahnung, Frau Meier verweigerte die Antwort auf jede diesbezügliche Frage.

Nach vier Wochen endete aber alles. Frau Meier wollte plötzlich nicht mehr malen. Sie begann, eine Stuhlauflage zu weben und wählte dazu zwei Farben aus: ein dunkles und ein helles Braun. Die Stuhlauflage bestand am Ende aus zwei äußeren breiten dunklen Streifen und einem mittleren hellen Streifen Braun. Sie wiesen exakt die gleiche Breite auf, denn. Frau Meier zählte die gewebten Reihen nach. Ihre Seidentücher verschenkte sie an andere Patienten. Sie habe keine Verwendung dafür.

Wie es schien, taten die verordneten Medikamente bei Frau Meier Wirkung. Ihr Wahn schien verschwunden. Sie wurde auch kurz nach Fertigstellung ihrer Stuhlauflage entlassen. Bei unserer Verabschiedung fragte ich sie, wie es ihr jetzt ginge. „Eigentlich gut“, antwortete sie. „Ich war einige Zeit ziemlich verrückt. Jetzt bin ich das nicht mehr. Doch, ehrlich gesagt, war verrückt zu sein sehr schön.“

Nachwort

Ergotherapie umschreibt ein sozialtherapeutisches Behandlungsverfahren, das integraler Bestandteil der psychiatrischen und psychotherapeutischen Behandlung ist. Ihr Ziel besteht in der (Wieder-)Gewinnung, Förderung und Erhaltung von Handlungsfähigkeiten im Alltag, in der Selbstversorgung, im Beruf und in der Freizeitgestaltung.

Im Rahmen der Ergotherapie kommen handwerkliche/gestalterische Techniken, kognitive Trainingsverfahren, lebenspraktische Aufgaben, kommunikative und wahrnehmungsfördernde Maßnahmen zur Anwendung.

Ergotherapie ist Teil eines Gesamtbehandlungskonzepte, erfolgt stets nach ärztlicher Verordnung und wird sowohl in Gruppen- als auch Einzeltherapien durchgeführt.

1988 begann meine Arbeit in einer psychiatrischen Einrichtung als Ergotherapeut in der gerontopsychiatrischen Abteilung, in der psychisch kranke Menschen höheren Lebensalters behandelt werden. Ich wollte hier höchstens zwei Jahre bleiben. Im Anschluss der Ausbildung zum Therapeuten begann meine berufliche Laufbahn in einem Übergangswohnheim für Suchtkranke, die ich nach einem Jahr beendete, da mir zwar die Tätigkeit mit den suchtkranken Patienten zusagte, nicht jedoch das Konzept der Einrichtung.

Während der Ausbildung erfuhren wir wenig über die Arbeit in der Geriatrie - geschweige denn in der Gerontopsychiatrie. Es wollte auch keiner der angehenden Ergotherapeuten in einem Altenheim arbeiten oder sich überhaupt beruflich mit alten Menschen befassen. Es herrschte allgemein die Auffassung diese Alten hätten ihr Leben gelebt. Dort therapeutisch tätig zu werden, wo sozusagen „nichts mehr zu reißen war", interessierte keinen der Kollegen.
Aufgrund meines persönlichen Interesses an dem Krankheitsbild, drängte es mich zur therapeutischen Behandlung von Suchtkranken. Die Stelle in der Psychiatrie trat ich eher aus „Verlegenheit" als aus Überzeugung an. Mich trieb die Hoffnung voran, herauszufinden, wo mein eigentliches Interesse und damit der Schwerpunkt meiner zukünftigen Tätigkeit liegen mochte. In der Gerontopsychiatrie traf nun „der Neue" auf eine junge Kollegin namens Astrid – ebenfalls eine Berufsanfängerin.
So begannen wir gemeinsam unser neues Aufgabenfeld und die Patienten kennenzulernen. Unser Zuständigkeitsbereich umfasste insgesamt vier Stationen. Zwei Stationen belegten Langzeitpatienten, Personen, die sich schon über einen Zeitraum von dreißig bis vierzig Jahren in der Psychiatrie befanden. Im Fall der beiden anderen Abtei-

lungen handelte es sich um Akutstationen. Hier wurden neu Erkrankte oder Menschen mit einem Rezidiv – einem Rückfall ihrer Erkrankung – aufgenommen. Damals existierten noch nach Geschlechtern getrennte Krankenabteilungen. Aus eben diesem Grund stellte man für die Ergotherapie auch eine Frau und einen Mann ein. Nur während der Ergotherapie, die Beschäftigungs- und Arbeitstherapie beinhaltet, gab es die Möglichkeit zum Kontakt zwischen weiblichen und männlichen Patienten. Ungefähr ein Jahr später begann man alle Stationen gemischtgeschlechtlich zu belegen.

Meine Kollegin Astrid und ich begannen unsere Arbeit mit einzeltherapeutischen Angeboten, denn wir mussten mit der Klientel – in der Hauptsache Langzeitpatienten - erst einmal vertraut werden. Diese Patienten kannten keine musisch-kreative Betätigung. Dies genau beinhaltet aber das Angebot der Ergotherapie in der Psychiatrie. Vertraut erschien ihnen lediglich die Arbeitstherapie, an der fast alle Jahrzehnte lang teilgenommen hatten. Nun jedoch – im Alter – stellte man sie von der Arbeitstherapie im Krankenhaus frei. Unsere Aufgabe bestand darin ihrem Tag wieder Struktur und Sinn zu geben, wie es unter anderem auch Auftrag der Ergotherapie ist.

Später boten wir Bastelgruppen eine Singgruppe, einen Lesekreis und eine Hockergymnastikgruppe an. Einmal im Monat fuhren wir mit einem klinikei-

genen Bus zu Spaziergängen in die nähere Umgebung, und suchten im Anschluss ein Café auf. Das Gesamtangebot wurde unterschiedlich aufgenommen: Ein Großteil der Patienten zeigte sich erfreut über die Angebote, die für sie gleichzeitig Zuwendung bedeuteten. Andere begegneten meiner Kollegin und mir sehr skeptisch. Es erwies sich als regelrechte Herausforderung sie mit viel Geduld und Ausdauer für die Teilnahme an der Ergotherapie zu gewinnen.
Rückblickend erscheint mir diese damalige Zeit zwar die schwerste, aber auch beste Zeit in der Klinik: Es war etwas Besonderes dieses Arbeitsgebiet zu erkunden und für sich erobern zu dürfen.
Jedenfalls erlangten Astrid und ich allmählich Sicherheit im Umgang mit unserer Klientel – und auch mit dem, was wir anboten.
Mit der Zeit wurde es nötig, das Angebot zu variieren, denn auch die Klientel wandelte sich. Einige Langzeitpatienten starben und es wurden zunehmend Akutpatienten aufgenommen. Schließlich entstanden durch die Phase der „Enthospitalisierung" große Veränderungen. Enthospitalisierung bedeutete, alternative Einrichtungen zu suchen, in denen man die Kranken dauerhaft unterbringen konnte. Langzeitstationen, die Menschen über Jahrzehnte beherbergten, sollte es nicht mehr geben. Ich hegte Zweifel daran, dass das gelingen

würde und erwartete, dass alle Langzeitpatienten – nach dem Motto „Einen alten Baum verpflanzt man nicht“ – zurückkehren würden. Doch es handelte sich tatsächlich nur um verschwindend wenige, die wieder aufgenommen werden mussten. Damals, in den Anfängen, waren wir beiden Ergotherapeuten für insgesamt hundert Personen zuständig, Heute, fast dreißig Jahre später, sind zwar immer noch zwei Ergotherapiestellen besetzt, doch betreuen wir nur noch dreißig Kranke. Von den vormals vier Stationen der Gerontopsychiatrie sind nur noch zwei geblieben: Auf einer werden schwerpunktmäßig unter Depressionen leidende, auf der anderen Demenzkranke aufgenommen. Im Falle der Abteilung für Demenzkranke handelt es sich zum Schutz der dort lebenden alten Menschen um eine geschlossene Station.

Die Dauer meiner Tätigkeit in dieser gerontopsychiatrischen Abteilung umfasst nun bereits nahezu ein Vierteljahrhundert. Ich blieb dort, weil in mir die Überzeugung wuchs, helfen zu können. Meine Schützlinge zeigten sich dankbar für die Angebote, was mein Tun zusätzlich aufwertete. Ich hatte das Gefühl am richtigen Platz zu sein. In dieser langen Zeit habe ich viele Menschen kennenlernen dürfen – und viele kommen und gehen sehen. Trotz der in helfenden Berufen nötigen „Therapeutischen Distanz“ entstanden mehr oder weniger nahe Beziehungen – und immer wieder bemerkenswerte Situationen. Seien sie anrührend, skurril oder auch makaber. Von einigen wird hier berichtet, weil ich sie für bemerkenswert halte. Und weil sie mich mit Sicherheit als Person auch ein Stück weit prägten. Und weil ich die Arbeit mit diesen Menschen als sehr sinnvoll erlebe. Vielleicht hat auch der ein oder andere Leser Interesse daran etwas aus dieser doch fremden Welt zu erfahren.

Dieses Buch mit seinen Psychiatriegeschichten soll ein Dank an alle meine „Begegnungen" sein.

Die Begebenheiten spielen zum Großteil in den Anfängen meiner Psychiatriezeit. Einfach aus dem Grund, weil sie die prägendste Zeit für mich gewesen ist. Auf sie stützte sich meine weitere therapeutische Tätigkeit.

Die geschilderten Patienten sind mittlerweile alle verstorben. Namen und Lebensumstände wurden soweit verändert, dass die Personen nicht zu identifizieren sind.

Rainer Güllich, geboren 1954, lebt in Marburg / Hessen. Durch einen Kurzkrimi-Wettbewerb, bei dem er einen der vorderen Plätze belegte, kam es zur ersten Veröffentlichung. Es folgten weitere Veröffentlichungen, unter anderem in Anthologien und Zeitschriften.
www.allesleser-web.de

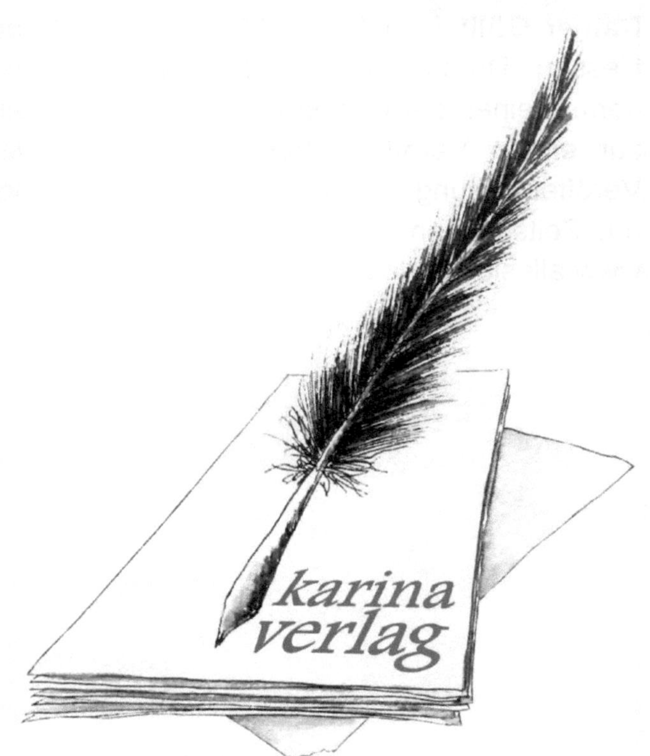

Karina Verlag
Vienna, Austria
Otto Willmann Gasse 4/69
A-1100 Vienna
www.karinaverlag.at
karina.bookoffice@gmail.com